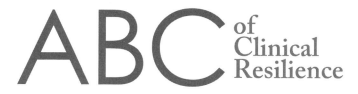

ABC of Clinical Resilience

Anna Frain, Sue Murphy, John Frain
アンナ・フレイン, スー・マーフィー, ジョン・フレイン 編

宮田靖志 訳 —— Miyata Yasushi

臨床現場のレジリエンス

医療従事者のウェルビーイングのために

tomi shobo
遠見書房

ABC OF CLINICAL RESILIENCE

by

Anna Frain, Sue Murphy and John Frain

Copyright © 2021 John Wiley & Sons Ltd

▌訳者の言葉

　最近，さまざまな領域でレジリエンスという言葉をよく耳にするようになりました。レジリエンスはもとも物理学の用語で，外力による歪みを跳ね返す力を意味していました。近年，社会は複雑化し，どの職種においても職務遂行上のさまざまな困難があるのが普通です。職場に限らず，個人の人生の中にも同様にさまざまな困難があるでしょう。特にこの数年，世界中を巻き込んだコロナ禍での社会生活の混乱はその最たるものであったと思います。レジリエンスが注目されるようになったのは，このような背景によるのだろうと思います。

　レジリエンスは，倒れることなく，じっと困難に直面することであり，逆境においてもポジティブにいることができる能力，獲得，向上できる感情的能力とされています。レジリエンスが強化されると，ライフイベントに対処できる，困難を個人的成長と見なすことができる，困難，限界，活用できる資源を認識できるようになる，自己省察，創造性，楽観主義などで困難に対処できるようになる，柔軟で，責任感と倫理的気づきをもって行動できるなどと言われています。これらは個人の健康，人生の質にも関係し，本書でも言及されているようにウエルビーイングに関連します。

　社会状況と同様に，近年，臨床の現場は非常に厳しい環境に置かれています。コロナ禍での混乱はもちろんのことですが，医療の複雑化・高度化，極端な専門分化，高齢患者の多疾患併存や下降期慢性疾患管理，人生の終末期のケアなどなど，一筋縄では解決できない多様で膨大な臨床業務に医療従事者は日々追われており，患者ケアによる喜びを感じることなく，機械的にルーチン業務をこなしていくだけの毎日を送らざるを得ない状況に追い込まれていることさえあります。

　このような状況が続くことで生じるのが医療従事者のバーンアウトです。働き方改革をはじめ，医療従事者の健康を守るための取り組みがさまざまに行われてきていますが，残念ながら，医療従事者のバーンアウトは重大な事案が生じるまで真剣に対応されないまま放置されていることがあるのは周知のことです。バーンアウトは，個人的な不利益となることはもちろんのこと，一人の医療従事者が医療現場から離脱することは社会的不利益にもつながり，社会的な大きな損失です。バーンアウトを回避してウエルビーイングを維持し，個人的にも社会的にも充実した生活を送っていくために，レジリエンスを強化することが，現在，非常に重要な課題となっています。

　レジリエンスは医療プロフェッショナリズムとも関係しています。プロフェッショナリズムとは，専門家（プロフェッショナル），専門職集団（プロフェッション）として患者・社会からの信頼を維持するための価値観・行動・関係性です。信頼の要素は，能力，善意，誠実さです。これらは，医療従事者がレジリエンスを維持しバーアウトの兆候がない状態でなければ発揮できません。また，プロフェショナリズムの要素の一つには利他主義があげられますが，これを実践することができるためには，医療従事者はセルフケアを行ってレジリエンスを維持しておく必要があります。これは忘れられがちなプロフェッショナリズムの側面です。セルフケアの失敗により患者に対する共感は低下し，最終的にはバーンアウトし，患者ケアや社会へ影響がおよびます。医療従事者は自らに優しくすることにより，患者に対する優しさが持続可能となるように努める必要があります。

　このようにレジリエンス，ウエルビーイング，バーンアウト，セルフケア，プロフェッショナリズムは相互に強く関連しています。ここで忘れてほしくないことは，レジリエンスの向上・維持は個人だけが取り組むべき課題ではないということです。医療システム，医療組織，医療施設の文化がレジリエンスに大きな影響を与えます。このことを理解し，これらに潜む問題を継続的に改善していく努力をしなければなりません。ヘルスケア組織のプロフェショナリズムという考え方が提唱されていますが，その中では，すべての個人の健康，チームワーク，健全な職場，包括性，多様性，説明責任がその要素として挙げられています。

　本書では，どうすれば個々の医療従事者のレジリエンスが向上するかの理論が単に述べられているだけではありません。上記のような，さまざまな重要なキーワードを解説しながら，レジリエンス向上，維持の包括的な取り組みについて，実践的な話題・方法が提供されています。すべての医療従事者が本書の内容に精通し，レジリエンスへの取り組みが医療界全体に浸透していくことを願っています。

　約20年にわたるプロフェッショナリズム教育に関わる中で，レジリエンスの重要性を改めて認識した近年の医療状況に身を置きながら本書の翻訳に取り組んだ研究室にて

2023年9月某日

宮田靖志

序　　文

　「人は誰でも間違える（to err is human）」のであるが，そこから自分を高められるのもまた人である。レジリエンス（resilience）は，これを認識した概念である。すなわち，立ち直ることであり，自分の姿を取り戻すことである。単に何かをし続けるのではなく，自己批判的になるのでもなく，自己認識を高めることである。臨床におけるレジリエンスとは，患者と距離を置くことではなく，私たちに共通する人間性を受け入れ，私たちの仕事が自らにもたらす身体的，感情的，認知的な影響に備えることである。私たちの職務には真剣さと集中が求められるが，さまざまな素晴らしい治療法が生み出され，技術も進歩したにもかかわらず，私たちの最も貴重な資源である「ケアを提供する人々」は，ますますバーンアウトを経験するようになり，もう続けることができないと感じていることが報告されており，これは現代医療システムのパラドックスといえる。

　私たちは人間であり，他者を助けようとする生き物である。私たちの専門職としての役割には，しばしば，自分がなれると信じている人間よりも大きな存在であることが求められる。自らが課したこの期待に応えられないとき，私たちの多くは失敗したと認識し，患者や同僚だけでなく，自分自身をも失望させたと感じる。私たちは自分の限界を認識しなければならないが，それに縛られてはならない。

　本書で繰り返し語られているテーマの一つが，医療における優しさ（kindness）を高めることの必要性である。それは単なる感情としての優しさではなく，知的な優しさ（intelligent kindness），すなわち，互いに競争するのではなく，助け合おうと感じさせる優しさであり，つながりや思いやりを感じ，家族のような感覚を抱かせる優しさである。このつながりは，まず自分自身に対して思慮深くなり，私たちが働いているこのストレスフルな環境が自身の生理機能や認知的パフォーマンスに与えている影響について学ぶことから始まる。その結果として得られるものは非常に大きい。第一に，私たち自身のウェルビーイングがあり，医療の世界で働くことの魅力と充実感を最初に教えてくれた「実践の喜び（joy of practice）」を取り戻すことができる。第二に，スタッフの安全とウェルビーイングが向上すれば，患者の安全が改善され，スタッフのバーンアウトが関連した医療上のエラーの減少につながる。医療規制当局[原注1)]，医療業界のリーダー，医療供給者[訳注1)]には，医療スタッフと患者の安全を維持するために，これまであまり

にも欠けていた医療スタッフに対する知的な優しさを生み出していくという特別な責任がある。

　本書の著者の皆さんには，COVID-19 のパンデミックが始まる前からこのプロジェクトに貢献していただいているが，今回のパンデミックは，本書で取り上げようとした多くのテーマをより鮮明に浮かび上がらせる出来事であった。彼らはこの困難な状況にもかかわらず，遅れることなく各章を完成させる上でレジリエンスを示してくれた。私たちは，カナダと英国を仕事の拠点としているため，本書には必然的に，それぞれの国のレジリエンスに関する視点が反映されている。しかし，著者同士の専門職としての会話を通じて，私たちが探求したテーマは世界中の多くの国や医療制度にある懸念を反映していると信じている。

　一人ひとりの読者にとって，本書が興味深いものとなることを願っている。レジリエンスと患者ケアにおけるその重要性についての理解が深まるにつれ，研修プログラムでは，レジリエンスを医療教育にどのように取り入れるかがますます検討されるようになってきている。本書がそのような動きにも役立つことを願う。

2021 年 2 月

　　　　アンナ・フレイン，スー・マーフィー，ジョン・フレイン

　原注 1 ）認可・規制を行う政府機関。例，米国の FDA や日本の厚生労働省など。
　訳注 1 ）主に病院を指すが，医療共有システム全体として医療保健を提供する機関を含む。

目　次

臨床現場のレジリエンス
——医療従事者のウェルビーイングのために

なぜレジリエンスか？　なぜ今なのか？

アンナ・フレイン[原注1]，スー・マーフィー[原注2]，

ジョン・フレイン[原注3]

⊶ 概　　要
・医療専門職に就こうとする者は「実践の喜び（joy of practice）」への期待をモチベーションにする。
・医療従事者は，自身が業務を行っている環境（システム）の影響により害を受けている。
・バーンアウト（burnout）は，すべての医療従事者に生じうる労働災害であり，患者のケアにおける重大なエラーと軽微なエラーの両方のリスクを高める。
・医療における平等とインクルージョン（inclusion：包摂）は，道徳的に正しいだけでなく，すべての人がその潜在能力を発揮して患者の予後を改善し，実践者のウェルビーイング（well-being）を維持することを可能にする。
・COVID-19 のパンデミックにより，労働環境が医療従事者に及ぼす影響と現状の課題に注目が集まるようになった。
・組織には，知的な優しさ（intelligent kindness）を備える医療従事者をサポートすることにより，患者安全を保護するという注意義務（duty of care）が課されている。

はじめに

　医療従事者は，他者を助けようとする人間である。この事実は，否応なく人間の脆弱性や欠点に関する議論につながる。医療従事者のスキルと能力は驚くほど

原注1）Anna Frain, University of Nottingham, Graduate Entry Medical School, Derby Speciality Training Programme for General Practice, Nottingham, UK
原注2）Sue Murphy, Faculty of Medicine, Department of Physical Therapy, University of British Columbia, Vancouver Campus, Canada
原注3）John Frain, Division of Medical Sciences and Graduate Entry Medicine, University of Nottingham, UK

高いものであるのに，人は彼らに対して十分に畏敬の念を払えていない場合が多い。医療従事者は，患者の苦しみに耳を傾けて理解すること，自身の感覚を使って診察をして診断を下すこと，患者に安らぎと支援を与えること，健康を回復させること，患者の人生における最大の喜びと最も暗い瞬間の両方を目撃することなどを行ってくれているのである。間違いなく，この仕事にはその人の才能を最大限活用する必要があり，この仕事は実践の喜びが報いとなる。

それに加えて，過去百年でみられた多職種における医療全般にわたる治療法の進歩により，我々は患者のためにより多くのことを行い，より多くの成果を上げられるようになり，さらに，人々の人生に変化をもたらしていることを実感できるようになった。医療のトレーニングを開始する者は，人類の努力の最前線にある職業に就くという自負をもつとともに，そこで働く人々のウェルビーイングとレジリエンスの感覚を学ぶべきである。

しかし，多くの医療従事者が直面している現実は，これとは大きく異なっている。医療環境のストレスだけでなく，実務上の不確実性や曖昧さに直面することで，医療専門職に就いた新人は，専門分野のトレーニングに進むのをためらうようになり，キャリアの中断や完全な退職を選ぶようになる（図 1.1）。このよく知られている問題は，非常に重大で広範囲に及ぶことから，現代医療の将来における持続可能性を真に脅かすものと考えなければならない。レジリエンスとは，心を歪ませる経験をした後に「立ち直る」，すなわちウェルビーイングを取り戻す能

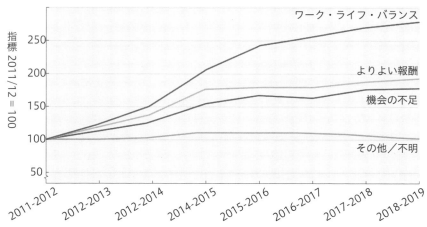

図 1.1　スタッフの退職理由の変化（自己都合退職の場合）：2011-2012 年〜 2018-2019 年（2011-2012 年を 100 とした場合）　出典：The Health Foundation（2019）ⓒ 2019, The Health Foundation

力を意味する。データからは，私たちはおそらく，かつてそうであったほど立ち直れることができていないことが示唆されている。これは患者のケアに影響を及ぼし，医療従事者に計り知れない害をもたらしている。

■「第一に害をなすな（'First do no harm'）」

　英国の医療専門職にとって，過去 10 年間は 2 つの出来事によって幕を閉じた。第一に，2012 年に民間団体が行った情報公開請求により，英国医学協議会（General Medical Council：GMC）による内部レビューが公表され，2005 〜 2013 年の期間中に GMC の診療適性（fitness to practice：FTP）調査を受けていた医師 28 人が自殺したことが明らかにされた（Horsfall, 2014）。Casey と Choong は，それらの死亡は予防可能であったとし，GMC には調査対象の医師に対する注意義務があると主張した（Casey and Choong, 2016；Box 1.1）

> **Box 1.1　GMC の診療適性審査中に起きた自殺：これらの死亡は予防可能であったか？**
> 　Casey と Choong は，GMC の診療適正審査中に起きた自殺事案の関するレビューにおいて，GMC にはメンバーに対する注意義務があり，これらの自殺は予防可能であったと主張した。また検死官にも，これらの自殺を予防可能な事案として GMC に報告する義務があったことが特定された。しかしながら，Casey と Choong は，これらの死亡が特定の法律に従って報告されたという事実を確認できなかった。また次のようにもコメントしている。
> 　「医師一般の自殺率が高いという事実があるからといって，GMC の診療適正審査下で起きた自殺が非常に特異であり，特別な注意を払うべきであったのである，という点を見失ってはならない。したがって，最終的にこの問題の深刻さと広範さが強調されるためには，独立党から無作為に出された情報公開請求を待たなければならなかったのは極めて遺憾なことであった。それまで診療適正審査が医師の自殺の明確な危険因子として分離・特定されたことが一度もなかったという事実は，そのような死亡を回避するための対策が事実上何も講じられていなかったことを意味しているのである」
> 　出典：Casey and Choong（2016）に基づく

　医療従事者の苦悩や自殺は英国に特有のものではなく，また医師に限定されるものでもない（Hofmann, 2018）。これらの医療従事者は，他の同僚と同じ志や

希望をもって研修に参加した可能性が高い。その死の過程で，彼らは自分たちを愛し，必要としてくれる人々を置き去りにした。自殺が唯一の逃げ道と思わせるような医療文化には，誰もが懸念をもつべきであり，詩人の John Dunne ^{訳注1）} は「人の死は私の身を削る，私も人類の一部なのだから」と述べている。

　第二に，英国における COVID-19 パンデミックの初期段階で，個人防護具（PPE）の不足が顕著となった結果，医療スタッフは，十分な防護策なしに危険な状況に自らの身を置くか，患者のケアを拒否して懲戒処分のリスクを負うか，という感覚を覚えることとなった。医療スタッフに対する配慮を欠いたこうした風潮は，その後も強まっていき，英国の著名な政治家が PPE の不足は医療スタッフによる浪費によって起きていると示唆するまでに達した（第 6 章参照）。その後，高リスクの環境で働くスタッフが自身の業務に正当な PPE を要求できないと感じるようになったことが報告された。

　より日常的なレベルで見ると，医療スタッフは，食事，休憩，当直設備の利用時間を取れておらず，これらに関する規定が労働法の基準を満たしていないと報告している（GMC, 2019）。Maslow の三角形（第 3 章）をざっと見ただけでも，臨床上の意思決定に必要な高度な問題解決に関して予防策とサポートを提供するには，医療従事者の基本的な心理的および身体的ニーズを満たす必要があることが示唆され，医療従事者から飲食や十分な休息の時間を奪うことが患者安全の改善につながるとは考えにくい。臨床におけるレジリエンスについて検討する際には，失敗に対する恐れという別の重荷を医療従事者に負わせないことが重要である。むしろ，医療従事者が自身の認知能力を最適化し，ベストの状態になり，実践の喜びを取り戻せるようにすることが重要である。この点において，組織は特別な責任を負っている（第 8 章）。レジリエンスとともに我々が繰り返し検討してきたテーマが優しさ（kindness）である。優しい医療システムと組織は，チームのポテンシャルと患者の安全を大いに向上させる。

患者の期待，苦情，訴訟の増加

　Zuzsanna Jakab（WHO）は，医療に対する人々の期待は変化しており，治療

訳注1）イングランドの詩人，著作家，後半生はイングランド国教会の司祭。ヘミングウェイ『誰がために鐘は鳴る（*For Whom the Bell Tolls*）』のタイトルは Dunne の説教の一節から取られている。

に関する意思決定を含めて，自身が受ける医療により深く関与するのを望んでいることを強調している（Jakab, 2011）。しかしながら，依然として医療上の不平等は数多く存在しており，患者のエンパワーメントの必要性が示唆される。今日では基本的人権の一つとみなされている医療にアクセスするための物理的，教育的，政治的手段を有していない患者もいる。

　患者の期待が高まったことで，苦情や訴訟の件数が増加している。英国のプライマリーケアにおいて，ケアに関する患者からの書面での苦情件数は，2016 〜 2017 年の 90,579 件から 94,637 件へと，4,058 件（4.5％）増加した（NHS Digital. Data on written complaints in the NHS, 2017-2018）。すべての当事者への影響という点で，これは持続可能な状態と言えない。苦情を受けた医療従事者が，ショック，バーンアウト，怒りといったネガティブな感情に対処できない状況では，心的外傷後ストレス障害（PTSD）のリスクがあり，そのことから，医療従事者はその事象の「第 2 の被害者」と呼ばれるようになっている（第 4 章）。

　自身が過小評価されていると感じる組織，学習の文化よりも罰の文化が好まれているように思える組織で働いていては，医療従事者がレジリエンスを維持するのは困難である。Bourne は，苦情は医師の心理的ウェルビーイングに深刻な影響を及ぼすだけでなく，防衛的な医療とも関連していることを明らかにした（Bourne et al., 2016）。これは患者のケアに悪影響を及ぼす。患者安全とサービスの改善には，苦情の解決と有意事象分析（significant event analysis）が不可欠である。しかし，実際に患者安全と医療従事者のレジリエンスを促進するためには，調査の手順に透明性と適時性が求められる。苦情の受け止めや学習における自身の役割についてレジリエンスの高いアプローチを取れば，よりよい患者ケアを保証することが可能になるであろう。

■ なぜ今なのか？

　21 世紀の医療従事者は，自身のレジリエンスに関して，自身の環境に特有，普遍的な数多くの課題に直面している。最初の章では，医療分野での労働がもたらす感情面への影響について検討していく（第 2 章）。医療には困難と報酬が混在している。これらは相当なもので，命が救われ，目標が達成されても，その後すぐに悲劇的な結果への絶望や挫折を経験するという事態を，医療従事者なら誰もがよく目にしているであろう。あらゆる関わりには，それぞれニーズと脆弱性をもった個人同士のケア（およびコミュニケーション）が含まれる。医療専門職が時

に困難に直面するという事実は予測可能であり，理解できる。我々は往々にして，人生の中で成熟途上にあり成人期の情緒的環境に適応しようとしている時期に，これらの経験に求められるスキルを実践し始める。他者の苦しみに共感することを学ぶのは難しいかもしれない。これに加えて，教室から不確実な臨床現場へと移行する過程では，自分には対処できない，十分な能力がないという感情が生じる可能性もある。これはしばしば「インポスター症候群（impostor syndrome）」と呼ばれるが，Gottlieb らは，医師および研修医におけるその発生率が 22 〜 60％であることを明らかにした（第 4 章参照）。性別，自尊心の低さ，組織文化が危険因子である一方，社会的支援，成功の検証，ポジティブな肯定，個人的および協働での省察は保護的な因子であった（Gottlieb *et al.*, 2020）。初めて臨床判断を下す際にサポートを受けていないと感じると，自分は患者に対して能力のない詐欺師にすぎないという感情をさらに悪化させてしまうだろう。インポスター症候群には，バーンアウトおよび自殺のリスク増加との関連がみられる。

　患者は，自分を診てくれる医療従事者に対しては，常に認知的に「最高のパフォーマンスを示す」ことを求めるものである。残念なことに，診断関連エラーがよくみられるが，これには認知的な欠陥がその一因となっている。脳科学により得られたエビデンスから，心理的状態と認知の関連性がますます裏付けられてきている。これは精神衛生の観点からのみならず，臨床推論の観点からも認識されるようになった。これについては第 3 章で考察する。

　認知面のパフォーマンスに言及するには，自身の「キャリアサイクル」を考慮する必要がある（第 4 章参照）。我々の身体的および精神的な能力は，キャリアの過程で変化する。さらに，我々の知識基盤と臨床経験も時間の経過とともに変化する。キャリアの過程で変化（昇進，新しい手順の学習，苦情，個人的なライフイベント）が起きると，レジリエンスの維持がより困難になり，バーンアウトの傾向が強まる可能性がある（Puddester *et al.*, 2009）。このような時期には，重大なミスをする可能性が高くなる。第 4 章では，これらの段階とそれに対処するための方略について考察する。

　1960 年代以降，心拍変動（HRV）がストレス反応の一部として認識されてきた。例えば，うつ病の患者では HRV が低下している。HRV もその一部である人類のストレス反応は，数千年をかけてさまざまなストレス状況に対応するために進化してきた。医療分野も含めて変化はますます急速化しており，人類は必ずしもこれに適応してきたわけではない。多くの医療従事者が，恒常的なストレスの下で診療を行っていると報告している（NHS England, 2018）。その結果，認知

的なパフォーマンスと臨床的意思決定が損なわれる。第5章では，ウェルビーイングの生理機能について概説する。

　私たちは「人類の一部である（involved in mankind）」という John Dunne の主張は，他者とのつながりや血縁関係はすべてすべての人にとって相互に有益であるはずだということを示唆しており，Dunne はまた「人は孤島のようには生きられない（No man is an island）」とも書いている。

　他者から協力やサポートを受ける権利と引き換えに，他者と協力する責任がある。これは人生の肯定的自己宣言（affirmation）であり，患者や同僚との関係の質に反映されている。個人としての私をはじめ，患者，同僚，雇用主，規制当局のすべてが人類の一部であり，互いにつながっている。医療においても，人生と同様に，協力を通じて患者のためにより多くのことを成し遂げることができる。医療従事者の非凡なウェルビーイングは，協働で働くことに依存しており，互いに対する「知的な優しさ」によってのみ実現される。これについては，第6章で詳細に検討する。

　個々の医療従事者が一人でレジリエンスを維持することはできないため，我々は患者のケアとスタッフのレジリエンスに関するチームの役割を検討せざるを得ない。Riskin らは，医療チームにおける侮辱的な態度と労働環境における侮辱的な文化がともに手技的なタスクに影響を及ぼすことを実証し，さらには，良好な臨床上の意思決定と患者に対する効果的な治療の基盤となるコミュニケーションタスクにも影響を及ぼすことを示した（Riskin et al., 2015）。患者に対する優しさは患者の健康アウトカムを改善する。双方向の優しさは患者安全を改善する。組織的な優しさがあると，レジリエンスが高い医療専門職がより安全な環境でより良好な患者アウトカムを達成できるようになる。それは好循環である。この点については第7章と第8章でさらに考察する。第9章では，診療におけるレジリエンスと，他者の動機や意図を評価する際の「相手のことを最も尊重したうえでの解釈（most respectful interpretation）」などのアプローチが，医療専門職同士の関係や医療専門職と患者との関係にどのように変革をもたらすかについて検討する。

▐ 医療のレジリエンスにおける平等，多様性およびインクルージョン

　医療従事者のレジリエンスと患者安全との関係を考慮するには，万人の平等という我々が掲げた崇高な目標が多くの同僚たちの現実の経験とはかけ離れてい

るという事実をまず認識しなければならない。例えば，英国国民保健サービス（National Health Service：NHS）では，労働者に占める黒人，アジア人，少数民族（black, Asian, minority ethnic：BAME）の割合が一般集団のそれよりも有意に高くなっている（21％対 13.8％）。ロンドンでは，NHS の労働力の 43％が BAME である一方で，BAME が地域医療の経営陣に占める割合は 14％に過ぎない（Kings Fund, 2018）。

スタッフは以下のような体験をしている。

　　……本当に難しい患者さんもいます。最近，ある患者さんから，私は英国
　　人としては肌の色が間違っていると言われたのです。(Kings Fund, 2019)

この問題には英国医師会（British Medical Association）の公平性問題（Equality Matters）キャンペーンや医療における人種差別に関する英国医師会憲章などの取り組みで対処が試みられたが，2020 年のパンデミックの際には，BAME の医療従事者の死亡率が BAME 以外の医療従事者と比べて不釣り合いに高かったことが明らかになり，この問題の大きさがより鮮明になった（Box 1.2）。

Box 1.2　英国の BAME 医療従事者における COVID-19 関連死の割合

　英国では BAME の医療従事者が COVID-19 パンデミックの影響を不釣り合いに受けている。このことは，医療従事者の集団間での死亡率の上昇から明らかである。
・全医療従事者の 21％が BAME である。
・死亡した医療従事者の 63％が BAME であった。
・看護スタッフの 20％が BAME である。
・死亡した看護師の 64％が BAME であった。
・医療スタッフの 44％が BAME である。
・死亡した医師の 95％が BAME であった。
出典：HSJ Survey（2020）より引用

これは，BAME のスタッフがいなければ崩壊していたであろう医療サービスを背景とする悲劇であった。

BAME のスタッフは白人のスタッフと比較して，十分な PPE を入手するのに苦労していたというエビデンスがある（Box 1.3）。

Box 1.3　英国の BAME 医療従事者の個人防護具（PPE）入手

　英国王立看護大学（Royal College of Nursing）が 2020 年 5 月 28 日に結果を公表した調査では，COVID-19 のパンデミック中に BAME に該当する看護師は十分な PPE を入手するのが困難になることが他の看護師より多かった，ということが明らかにされた。

・十分な眼および顔面の保護具を使用できていた割合は，BAME のスタッフでは 43％であったのに対し，英国白人の看護スタッフでは 66％であった。

・十分な防水ガウンを着用していなかった割合は，BAME の看護師では 37％であったのに対し，英国白人の看護師では 19％であった。

・単回使用の PPE の再使用を求められた割合は，英国白人の回答者では 42％であったのに対し，BAME の回答者では 53％であった。

・PPE の着用に関する訓練を受けていた割合は，BAME のスタッフでは 40％であったのに対し，英国白人の回答者では 31％であった。

　出典：Royal College of Nursing（2020）に基づく

　Abdul Mabud Choudhry の事例ほど，この問題が悲劇的な結末を招いた例はないであろう（Box 1.4）。

Box 1.4　泌尿器科医専門医 Abdul Chowdhury の事例

　Abdul Mabud Chowdhury は，イースト・ロンドンにあるホーマートン・ユニバーシティ病院（Homerton University Hospital）の泌尿器科医専門医であった。彼はバングラデシュで研修を受け，ジンバブエで勤務した後，英国に移住して NHS で働くようになった。

　COVID-19 パンデミックの初期段階で，Chowdhury 氏は英国の首相に対して「自身と家族を守る」ための「適切な PPE と救済策」の必要性を訴えた。

　彼は 5 日後に入院し，その後 COVID-19 により死亡した。

　英国医師会（British Medical Association：BMA）の会長を務める Dr. Chaand Nagpaul は，この 53 歳の男性が PPE の不足について警告を発した後に死亡したことは，「あまりに悲劇的」であると述べた。

　出典：BBC News（10 April 2020）に基づく

　知的な優しさとレジリエンスは，ここでどのように関係してくるのか？　これらを達成できないシステムの中では，個人がレジリエンスを発揮することはできない。医療の世界には，人種，性別，性的指向，信条に基づくものなど，数多く

の形態で差別が存在する。個人や組織として，私たちは差別を認識して，すべての人に公平な競争環境を構築するための変革を行う必要がある。職場に差別が浸透すると，個人のレジリエンスは損なわれる。我々は，同僚が何度も繰り返し差別を受けていないか，気にかけておくべきである。

　　　現代の人種差別は非常に捉えにくくなっている。それは間接的で遠回しなもので，受ける側にいない他者が気づくのは極めて困難である。

—Binna Kandola 教授，4 等勲爵士

　レジリエンスの高い医療従事者としての我々自身の成長には，一緒に働いている人々の生きた経験（lived experience[訳注2]）に共感し，それを理解することが含まれる。患者安全の構成要素としての内部告発の概念は，現在では十分に確立されている。これと並行して，差別のせいでレジリエンスやウェルビーイングが損なわれている同僚に対して，我々が「アクティブ・バイスタンダー」となることの必要性を，専門職としての価値観の中に組み込む必要がある（Box 1.5）。

Box 1.5　行動する第三者（アクティブ・バイスタンダー）の役割

　アクティブ・バイスタンダーは，ある特定の行動が他者に広く受け入れられていないという事実を明らかにし，それまでその行動の蔓延を許していた沈黙を打ち破る。BAME の学生のように少数派や疎外された集団を対象とする行動に積極的に取り組むことも，支援とインクルージョン（包摂）を行動で示す上で非常に重要である。

　英国医師会憲章では，ABC アプローチが提唱されている。

　安全性を評価する（Assess for safety）：トラブルに見舞われている人を見かけたら，何らかの形で安全に助けることができないか自問する。

　グループの一員として振る舞う（Be in a group）：グループとして行動を呼びかけたり介入したりする方がより安全であり，それができない場合は，行動できる他者に行動を報告する。

　助けが必要かもしれない人を気にかけ，大丈夫かどうか尋ねる（Care for the person who may need help and ask them if they are okay）。

　出典：BMA（2020）

訳注2）ただの「事実」としての経験ではなく，この経験を主観的にどう受け止めたかという点に着目した概念。

　被害者を最も苦しめているのは，加害者の残虐さではなく，傍観者の沈黙
である。

——Elie Wiesel，ホロコーストの生存者

■結　　論

　全世界で起きたパンデミックにより，医療従事者が患者に対して至適なケアを
行えるようにするためには，医療従事者を保護する必要があることが再認識され
た。英国公共政策研究所（Institute for Public Policy Research）が 2020 年 4
月に発表した報告書（Thomas and Quilter［Pinner, 2020］）では，半数の医
療従事者がパンデミックの最初の 8 週間で精神衛生が悪化したと感じ，20％が
COVID-19 やそれに起因する困難により離職する可能性が高まったと回答した。
同報告では，医療および介護従事者に保証する必要がある 5 つの中核的事項を提
案した。

- ・安全：スタッフに十分な防護具なしで勤務するようにプレッシャーをかけて
はならない。
- ・宿泊施設：長距離通勤に直面しているスタッフや家族の安全を心配している
スタッフには，代替の宿泊施設を提供すべきである。
- ・メンタルヘルス：医療・ケアの専門家へ優先的に受診できるようにして，医
療従事者のメンタルヘルスを確保すべきである。
- ・報酬：スタッフが体調を崩した場合には，給与の全額が支払われるべきであ
り，パンデミックの収束後は，医療専門職にも支払われる給与が生活賃金
（real living wage）を下回ることがあってはならない。
- ・ケアの保証：育児や扶養家族の介護など報酬の発生しないケアを医療専門職
が確実に行えるようにして，医療専門職が仕事にとどまることを，政府はサ
ポートすべきである。

　これらの保証を，患者ケアの安全かつ効果的な提供を促進するための，医療従
事者に対するレジリエンス・トレーニングおよび支援の一部として，組織は組み
込む必要がある。選択可能なトレーニングの方法については第 10 章で考察する。
　医療従事者は，ほぼ例外なく，患者の健康とウェルビーイングを安全かつ効果
的に回復したいという欲求をモチベーションにしている。パンデミックの間，こ

のことは無数の形で広く社会に認識され，毎週行われる拍手喝采から，現地スタッフを支援するための並外れた募金活動まで，さまざまな形で実現している。彼らは，私たち全員から感謝と尊敬を受けるに値する。

重要なのは批評家ではなく，強者がどのようにつまずくか，どうすればもっと上手くやれたかを指摘する者でもない。功績というものは，実際に現場に立ち，埃，汗，血にまみれた顔で勇敢に奮闘している人，何度も試行錯誤を繰り返している人にあるのだ。エラーや欠点のない努力などあり得ないのだから……。

—— Theodore Roosevelt

■ 参考文献

BBC News (2020) Coronavirus: NHS doctor who pleaded for PPE dies, 10 April 2020. bbc.co.uk (accessed 8.11.2020).

Bourne, T., Vanderhaegen, J., Vranken, R., *et al.* (2016) Doctors' experiences and their perception of the most stressful aspects of complaints processes in the UK: an analysis of qualitative survey data. *BMJ Open*, 6(7), e011711. DOI:10.1136/bmjopen -2016-011711. PMID: 27377638; PMCID: PMC4947769.

British Medical Association (BMA) (2020) *A Charter for Medical Schools to Prevent and Address Racial Harassment.* British Medical Association, UK.

Casey, D. and Choong, K. A. (2016) Suicide whilst under GMC's fitness to practise investigation: were those deaths preventable? *Journal of Forensic and Legal Medicine*, 37, 22–27. DOI: 10.1016/j.jflm.2015.10.002. Epub 2015 Oct 22. PMID: 26519926.

General Medical Council (GMC) (2019) *Caring for Doctors: Caring for Patients.* General Medical Council, UK.

Gottlieb, M., Chung, A., Battaglioli, N., *et al.* (2020) Impostor syndrome among physicians and physicians in training: a scoping review. *Medical Education*, 54 (2), 116–124. DOI: 10.1111/medu.13956. Epub 2019 Nov 6. PMID: 31692028

The Health Foundation (2019) *Falling Short: The NHS Workforce Challenge.* The Health Foundation, UK.

Hofmann, P. B. (2018) Stress among healthcare professionals calls out for Attention. *Journal of Healthcare Management*, 63(5), 294–297. DOI:10.1097/JHM-D-18-00137. PMID: 30180024.

Horsfall, S. (2014) *Doctors Who Commit Suicide While Under GMC's FTP Investigation.* The General Medical Council.

HSJ Survey (2020) Adapted from COVID-19: the risk to BAME doctors. bma.org.uk (accessed 8.11.2020).

Jakab, Z. (2011) Available at: https://www.euro.who.int/__data/assets/ pdf_file/0010/135586/RD_speech_Economist_20110317.pdf (accessed16.10.2020).

Kings Fund, UK (2018) Closing the gap on BME representation in NHS leadership: not rocket science by Mandip Randhawa. Available at: https://www.kingsfund.org.uk/ blog/2018/03/bme-representation-nh-leadership (accessed 21.03.2021).

Kings Fund, UK (2019) We're here and you're there': lived experiences of ethnic minority staff in the NHS by Shilpa Ross. Available at: https://www.kingsfund.org.uk/ blog/2019/11/lived-experiences-ethnic-minority-staffnhs (accessed 21.03.2021).

NHS Digital (2017–2018) Data on written complaints in the NHS.

NHS England (2018) *National NHS Staff Survey.* Available at: https://www. nhsstaffsurveys.com/Page/1101/Past-Results/Staff-Survey-2018-Detailed-Spreadsheets/ (accessed 10.11.2020).

Puddester, D., Flynn, L. and Cohen, J. J. (eds.) (2009) *CanMEDS Physician Health Guide: A Practical Handbook for Physician Health and Well-being.* The Royal College of Physicians and Surgeons of Canada, Canada.

Riskin, A., Erez, A., Foulk, T. A., *et al.* (2015) The impact of rudeness on medical team performance: a randomized trial. *Pediatrics,* **136**(3), 487–495. DOI: 10.1542/ peds.2015-1385. Epub 2015 Aug 10. PMID: 26260718.

Royal College of Nursing (2020) *BAME Nursing Staff Experience Greatest PPE Shortages Despite Risk Warnings* (accessed 8.11.2020).

Thomas, C. and Quilter-Pinner, H. (2020) *Care Fit for Carers: Ensuring the Safety and Welfare of NHS and Social Care Workers During and After Covid-19.* Institute for Public Policy Research, London, UK. Available at: https://www.ippr.org/research/publications/ care-fit-for-carers (accessed11.01.2021).

第2章

医療分野で働くことの感情面への影響

リン・ムスト[原注1]，ジュリー・カーソン[原注2]

⊢ 概　要

- 医療専門職と患者とのやり取りは，その多くが複雑なものである。医療従事者はケアを提供することによる感情面への影響を避けることができない。
- ケアによる感情面への影響には，喜び，思いやり，エンゲージメントなどのポジティブな影響もあれば，怒り，不満，絶望といったネガティブな影響もある。
- 感情面へのネガティブな影響は，バーンアウトや道徳的負傷（moral injury）につながる可能性がある。
- 医療分野で働くことは，医療従事者に肯定感，有能感，職務満足，職務意欲向上などのポジティブな影響をもたらす。
- 患者との真の関係は，ケアの提供に伴うことがある代償から医療専門職を保護する。
- 医療従事者は，医療業務のストレスを管理するために，自己認識と対処方略を身につける必要がある。

はじめに

　誰かにケアを提供するには，他者（ときに多数の人々）に対して日々全力で心を配ることが求められるため，ケアの提供は医療従事者の感情面に影響を及ぼす。病気を治療することの複雑さから，感情面への影響は，ポジティブな影響とネガティブな影響の間を一定の範囲内で行き来し，それは治療状況の動的な性質に左右される。理想的には，患者が必要としているケアに十分対応できるだけの時間と資源が，医療従事者に与えられるべきである。この理想は，我々の医療システムでは実現していないことがしばしばである。

　医療従事者に対する感情面のネガティブな影響に対する認識が高まってきている。医療従事者は，バーンアウト，道徳的苦痛および代理受傷（代理トラウマ）

原注1）Lynn Musto, School of Nursing, Trinity University, British Columbia, Canada
原注2）Julie Carlson, Fraser Developmental Clinic, British Columbia, Canada

によって患者，同僚，専門職からの感情的な離脱（ディスエンゲージメント）に至ることがある。ディスエンゲージメントは短期的には圧倒された感覚への対処に役立つ方略となるかもしれないが，一方で，感情的なディスエンゲージメントは，患者満足度や全体的な健康アウトカムの低下，医療上のエラーの増加，医療従事者の自身の職種に対する不満の増大にもつながる。ケアを提供することによる感情面へのネガティブな影響を軽減することに焦点を置くという方策は理解できるが，この方策では，他者を助けることから得られる喜びや深い満足感など，他者のケアによる感情面へのポジティブな影響が得られなくなってしまう。現在では，医療従事者へのサポートを強化するために，医療専門職や医療機関がレジリエンスの概念を活用することが増えてきている。

　レジリエンスを身につけることは，心的外傷をもたらすこともある困難な体験に適応する動的なプロセスである。レジリエンスは，医療従事者が患者にケアを提供する医療機関で働く中で培っていくスキルである。

　本章では，他者のために全力を尽くすことによって生じる感情面へのさまざまな影響について考察する。まず，他者に対するケアによる感情面へのネガティブな影響について概説し，具体的なトピックとして，バーンアウト，共感疲労，道徳的苦痛，代理受傷について考察する。次に，他者に対するケアによる感情面へのポジティブな影響について考察し，ケアを行うことによる感情面へのネガティブな影響に対する防御要因としての共感と思いやりの役割について検討する。最後に，ケアを行うことによる感情面へのネガティブな影響から生じる有害な結果を軽減することを目的とした，個人向けおよび組織向けの方略について言及する。

■ ケアの提供に伴う代償

　患者と接する仕事の感情的な要素が，システムからのプレッシャーと相まって大きくなりすぎると，どうなるだろうか。あるいは，医療従事者の仕事以外の生活でのハプニングと同時に，業務上のストレスが発生すると，どうなるだろうか。一般に，医療従事者はよい仕事をすることを強く望んで医療専門職に就く。多くの場合，我々は精神的，感情的，身体的な健康を維持するための資源をもっていると信じて医療専門職に就く。その結果，(1) バーンアウトは自分には起こらないと思い込んで働き始めることが多く，(2) いざ患者のニーズに圧倒されると，自己を回復させるための資源を十分にもっていない，という 2 つの事態が起こる。我々が問うべきは，もしもの話ではなく，実際にケアを提供することによるネガ

ティブな影響を体験したときにすべきことは何なのか，ということである。

Box 2.1　用語の定義

概念	定義
バーンアウト (burnout)	バーンアウトとは、何らかの立場で他者とともに働く個人に起こる可能性がある，情緒的消耗感，脱人格化，個人的達成感の低下，からなる精神的な症候群である。情緒的消耗感の増大，脱人格化，個人的達成感の低下が，バーンアウトの重要な側面である（Maslach *et al.*, 1996）。
共感疲労 (compassion fatigue)	共感によるストレスとそれが引き起こすあらゆるものに長期間曝された結果として，生物学的，心理的，社会的な消耗，機能不全が起きた状態（Figley, 1995）。
道徳的苦痛 (moral distress)	道徳的苦痛は，なすべき正しいことがわかっているのに，制度上の制約のために正しい行動を取り続けることがほぼ不可能なときに生じる（Jameton, 1984）。
代理受傷 (vicarious trauma)	代理受傷とは，クライアントの心的外傷に共感的に関与する結果として生じる治療者の内的体験の変容である（Pearlman and Saakvitne, 1995）。

出典：Maslach *et al.*(1996); Figley (1995); Jameton (1984); Pearlman and Saakvitne (1995)

Box 2.2　ケアの提供に伴う代償

　小児科医のフェイ医師は，複雑な離婚の手続きの最中にある。彼女が過去 5 年間勤めてきた病院の小児科病棟では，緩和ケアの治療が最近開始された。フェイ医師は，自身のストレスマネジメントの方略を強化する必要が出てくることを認識している。

　この問いで重要な点は，専門職としての生活と家庭生活との相互関係である。ワークライフバランスの重要性はよく知られているが，良好なバランスを達成して維持していても，それは簡単に崩れてしまう。どちらかの生活領域でストレスフルな出来事があれば，生活の全領域を管理する能力に影響が及ぶ。両方の生活領域のバランスをとることは容易ではない。我々が考えなければならないのは，そのことではなく，強いストレスがかかる時期に自らを持ちこたえさせる資源を生活の中で築き上げることである。

■ バーンアウト（burnout）

　過去数十年にわたり，一般集団と特に医療分野において，バーンアウトの有病率が上昇している。カナダ医師会（Canadian Medical Association）による調査（2018 年）では，平均 30％の医師にバーンアウトの経験があることが明らかにされた（Canadian Medical Association, 2018）。Dyrbye ら（2017）は，米国の半数以上の医師，特にケアの最前線で働いている医師には，高度のバーンアウトの経験があることを明らかにした。

　バーンアウトは，圧倒的な消耗感，仕事に対する冷笑的態度と無関心，仕事における無力感，という 3 つの側面から構成される（Wagaman *et al.*, 2015）。バーンアウトについては，医療従事者への感情的，精神的，生理学的な影響，医療上のエラーの増加，離職者の増加，による医療機関の多大な経済的損失との関連が示されている（Bagnall *et al.*, 2016; Reith, 2018）。

■ 道徳的苦痛（moral distress）

　道徳的苦痛は，医療従事者が職業上の基準と価値観に従って職務を遂行する際に，道徳的行為者としての自身のあり方が損なわれていると感じられる状況で生じる（Varcoe *et al.*, 2012）。道徳的苦痛の経験はあらゆる専門分野でみられるものであるが，道徳的苦痛の原因は分野間で異なる場合がある。医療従事者が診療基準や専門職的価値観に沿って業務を遂行する能力を制約する要素が職場の背景には組み込まれており，それらは職場の方針，限られた資源，人間性・尊厳・敬意といった価値観を侵害する慣行，という形で存在する。道徳的苦痛の身体的，感情的，精神的な影響（頭痛，下痢，睡眠障害，怒り，欲求不満，不安，無力感，自責感，自己批判）は，個人の防御機構を活性化し，道徳的残余[訳注1]（moral residue）や道徳不活性化（moral disengagement）をもたらす（Rodney *et al.*, 2013）。

訳注 1 ）倫理的な悩みを解決できなかったことで，個人の心の中に残される精神的苦痛のこと。

共感疲労（compassion fatigue）

　医療従事者は，他者の苦しみに継続的に曝されることに起因して共感疲労を経験する（Perry, 2008）。Figley（1995）は，共感疲労をバーンアウトの一形態と捉えた。ただし，Figley は現在では，共感疲労は健全な対処方略を相当に必要とする二次的外傷性ストレス（secondary traumatic stress：STS）であると主張している（Ludick and Figley, 2017）。共感疲労を経験する経緯としては，苦痛の現場に曝されることや，ケアを受ける人々に対して共感的配慮をもつこと，などがある。Ludick と Figley（2017）は，共感疲労レジリエンスモデル（compassion fatigue resilience model）を開発して，共感疲労の発生について説明するとともに，他者の苦しみに直面している状況で感情面の頑強性（ハーディネス）とレジリエンスを身につけるためのアイデアを提示した。このモデルの第一の仮定は，「STS は高度に複雑であり，しばしば避けることのできない経験である……」というものである（p.113）。Ludick と Figley は，セルフケア，分離（detachment：自己と他者の境界の認識），満足感，社会的支援，という継続的に養う必要がある4つの要素を同定している。それぞれの要素が，医療従事者が患者の感情的なニーズに応える過程でレジリエンスを身につけるための道筋を示してくれる。

Box 2.3　事例研究1──道徳的苦痛

　カルメンは精神科の看護師として救急部門に勤務していた。ある晩，ケイトという女性が救急外来を受診した。ケイトは30歳の夫が数カ月前に自分のもとを去ったことを話した。彼女は孤立感と孤独感を募らせており，積極的に自殺行為を行うことはなかったものの，自身の安全を守れる自信がなかった。救急部門の医師はケイトの状態を評価し，彼女を非自発的入院とする指示を作成した。

　ケイトは自殺行為を積極的に行っているわけではなく，逃亡のリスクもないことから，この措置は過剰で，治療的ではない対応だ，とカルメンは感じ，道徳的苦痛を経験した。カルメンはまた，救急外来の非自発的入院患者は全員，病院のパジャマ以外何も持たせず施錠された個室に収容しなければならない，という方針を認識していた。これは治療的な対応ではなく，ケイトがさらに孤立感を抱くことにつながりかねず，医療従事者が助けになってくれるという信頼が失われる可能性があると，カルメンは感じた。制限の少ない対応をカルメンは提案しようとしたが，その案は却下され，病院の方針に従うように指示された。

代理受傷（vicarious trauma）

　代理受傷は，暴力を経験した個人との共感的なエンゲージメントを通じて，医療従事者の内的世界がネガティブな変容を遂げたときに生じる（Pearlman and Saakvitne, 1995; Tabor, 2011）。代理受傷は二次的外傷性ストレスも呼ばれ，その臨床像はケアを提供することから生じうる共感疲労，バーンアウト，障害と重なる。代理受傷は医療従事者に長期間続く影響を与え，自己同一性，世界観，スピリチュアリティの全般的な感覚に影響を及ぼす（Pearlman and Saakvitne, 1995）。

　バーンアウト，共感疲労，道徳的苦痛，代理受傷は，それぞれ体験としては明確に異なるものであるが，寄与因子，ストレス反応，防御機構の活性化，最終的な結果などに共通点がある。また，これらは発生に至る経緯に共感や思いやりが関係するという点でも共通している。共感や思いやりの経緯は，喜びや満足感につながることもあれば，ネガティブな感情体験につながることもある。

共感，思いやり，ディスエンゲージメントの低下の影響

　共感は治療的関係の発展，患者の予後改善，共感満足訳注2）のレベルの向上に寄与する。また，患者の難しい感情に圧倒される感覚が生じ，回避やディスエンゲージメントなどの防御機構が活性化されることもある。感情的・関係的なディスエンゲージメントが起きると，医療従事者は他者の感情体験を考慮することなく自身の職務を遂行するようになる。具体的な行動としては，患者や同僚に対する関心の欠如（ただケアを提供する行為のみを行い，決まりきったことだけをする）から，患者や同僚に対する完全な無関心まで，幅がある。感情的なディスエンゲージメントにより，患者は不満足を感じ，提供されたケアに幻滅を感じることになる。

> **Box 2.4　ディスエンゲージメントの例1**
> ビルは60歳の男性で，大腸内視鏡検査を受けるために来院した。ビルは病院での検査に不安を感じており，また大腸がんの家族歴があったため，検査結果について

訳注2）「人を助ける喜びであり，同僚に対する好意と自分が人を助けられるということから生じる喜びの感情」のこと

心配していた。その検査でビルを担当した看護師は，ビルの検査準備を進める上で，指示，説明，補助を無造作行った。看護師の仕事ぶりは効率的で「ロボットのよう」に，ビルには感じられた。看護師はビルの不安に気づかなかったようで，思いやりを示すことも，安心させる言葉をかけることもなかった。この看護師は，医療を受けることに関する人の感情や体験からディスエンゲージしており，患者はこのディスエンゲージメントを敏感に感じ取った。看護師がエンゲージメントできていれば，患者のストレスが低減していた可能性が高い状況であったはずである。

Box 2.5　ディスエンゲージメントの例 2

　キャンディスは過去 10 年間，地域の精神保健センターで，精神症状を管理するためのスキルをクライアントに指導してきた。キャンディスは自身の指導とサポートをクライアントのニーズに合わせて個別化できるように，クライアントとの間に治療的関係を構築することに努めた。そんな折，1 年前，地域で提供されるすべての精神医療サービスを標準化することを，保健当局が決定した。12 週間のマニュアル化された認知行動トレーニング（CBT）のコースが策定され，地域内のすべての精神衛生の現場で，グループ単位でその教育が行われることになった。この変更は，センターでサービスを受けられるクライアントを増やすことを目的に行われた。その結果，キャンディスの担当件数は増加し，それに伴い彼女の個別化されたケアを提供する能力は低下してしまった。当初，キャンディスはマニュアル化された CBT に対して様子見の姿勢をとっていたが，現在では，ただ無機質に職務を遂行してるだけで，自身の指導そのものやクライアントから切り離されているように感じている。キャンディスは保健当局から何のフィードバックも受けていないため，クライアントの実際の具合は分からないし，グループ単位の指導が効果的な指導法かどうかかも分からない。

ディスエンゲージメント（disengagement）

　前述した広範の感情体験には，さまざまな要素が寄与する。一部の要素は労働の状況に関連したものであり，例えば，患者の重症度や業務負荷の増大，組織による効率化の推進などがそうである。その他には，対人的要素（例：専門家や同僚によるサポート，有害な労働環境）や内面的要素（個人的な心的外傷体験）もある。ほとんどの場合，外的要素，対人的要素，内面的要素が複合していて，ある時点でそれらが同時に生じ，我々は身動きが取れなくなってしまう。共感と思

いやりによる感情面へのネガティブな影響は，ケアへの期待とともに，医療従事者が経験する負担の一因となり，感情的なディスエンゲージメントにつながる。

医療に関するメディアの報道

　メディアの報道も，医療従事者による自身の職種や労働環境の捉え方について，感情面に影響を及ぼす可能性がある。看護師，医師，薬剤師，救急救命士などの医療従事者は，「最も信頼できる」職種に関する調査で上位に入っている。しかしながら，個々の医療従事者においては，標準の診療，倫理規定またはその両方に違反する行動もみられる。悪名高い例としては，職権を悪用して患者に重大な害（および死）をもたらした看護師の Elizabeth Wettlaufer[訳注3] や Niels Högel[訳注4] などが挙げられる。メディアは，このようなニュースを，看護師の「連続殺人犯」という見出しとともにセンセーショナルに報じる。職権の悪用に関するニュースは，非常に悲惨なものである一方で，重大な異常や精神障害を抱えた個人に起因すると考えることができ，必ずしも医療専門職全体に悪影響を及ぼすわけではない。しかしながら，患者虐待の蔓延や，不十分なケアが生命予後の短縮の一因となっていることなど，医療専門職全体に悪影響を及ぼしうる状況もある。

　英国では，ミッド・スタッフォードシャー（Mid stafford Shire）公衆衛生調査[訳注5] により，患者が地域医療で経験した劣悪な状況と低水準の（ときに非人道的な）病院でのケアについて調査が行われた。公表された調査結果の中では，「特定の個人（大半が医療専門職）が，こうした問題のある訴えを知りながら，故意にその一端を担っていたか，見て見ぬふりをしていた可能性がある」という意見が広く認められた（Coleman, 2014）。この意見は，すべての医療従事者に利己的な人間という汚名を着せ，彼らが選択した職種における誇りや価値の感覚を低下させる一因になる。

　逆に，医療に関するすべてのメディア報道が否定的というわけでもない。実際，COVID-19 のパンデミック発生時の医療従事者に対する大衆の支持やメディア

訳注3）2007 年から 2016 年にかけて，老人介護施設で，8 人の高齢者殺害，6 人の殺害未遂を犯し，最低 25 年間仮釈放なしの終身刑を言い渡されたカナダの看護師。

訳注4）100 人以上の入院患者の連続殺人を認め，2019 年に終身刑を言い渡されたたドイツの看護師。検察は 2000 年から 5 年間にかけて 300 人ほどの患者が Högel によって殺されたと推定している。

訳注5）英国 Staffordshire 州にある病院での不十分なケアと患者の高い死亡率というスキャンダルに関して行われた調査。

報道は圧倒的に好意的となっている。英国では医療従事者を称えて夜に行われる一般の人々からの拍手喝采は，医療従事者が他者の生命に対して果たしている貢献を思い出させてくれる。

実践の喜び（joy of practice）

　医療従事者は，患者にポジティブな影響を与えることを強く望んで医療専門職に就く。他者を助けることで生じる感情は，医療従事者に対して報酬となるポジティブな影響をもたらす。共感と思いやりは，ケアを受ける人との間に真の関係を構築するための基礎である。医療従事者と患者の真の人間的つながりは，我々の仕事の必要不可欠なものの一つであり，仕事の目的や意義を強く感じることにつながり，ネガティブな感情という職業上のリスクから医療従事者を守ってくれる（Wagaman *et al.*, 2015）。

Box 2.6　実践の喜び——事例
　精神科病棟に入院した 16 歳の青年カイルは，精神衛生上の問題に加えて，その一因となっている住居不定の状況に苦しんでいた。カイルは，自身の精神衛生上のニーズに対処する方法を学んでいる間，自身の支えになるような特別な住居環境が必要であると思っていた。カイルを担当している精神医療チームのメンバーは，ニーズが満たされたとカイルが胸を張って言えるような計画を立てられるように，かなりの時間をかけてサポートした。最終的に，カイルは退院し，彼にとって最善のアウトカムがもたらせるであろう環境に移った。これは Kyle にとって素晴らしい退院で，新たな始まりであったが，カイルが書いた計画案のレビューやロールプレイによるディスカッションに時間を割いていた医療チームのメンバーにもポジティブな影響を与えた。これは，自分たちの臨床での取り組みが，カイルの生活に確かな変化をもたらしたことを目の当たりにしたためであった。より長期的な結果として，将来同じような状況に直面した青年を支援するためのテンプレートをチームのメンバーは確立することもできたのである。

共感満足

　共感満足とは，職務をうまく遂行することで得られる喜びである（Stamm, 2005）。この概念は，バーンアウトと共感疲労を防御する要因を探索する共感疲労に関する研究から生まれた。Sacco と Copel（2018）は，これを「ケアを提

供する専門職が，患者とその家族のウェルビーイングへの貢献を通じて得る喜び，目的，満足感」と定義した（p. 78）。彼らの研究では，看護における共感満足の概念分析が行われ，共感満足の先行条件，特徴，結果の概略が示された（図 2.1）。医療実践には，患者がより良好な健康アウトカムを達成したり，特定された健康上の目標に向けて前進したりすることのサポート，慢性疾患を克服したり慢性疾患とともに生きられるようにしたりすることのサポート，疼痛の軽減，苦痛の緩和，成長や自立の促進などが含まれる。医療従事者は，これらの試みに成功したときに達成感とウェルビーイングを経験する。

　共感満足は，ケアを提供するという役割における医療従事者の意欲を駆り立てる。これは援助的関係の相互利益を反映しており，その関係により患者は適切なケアを受けていると感じ，医療従事者は目的が達成されたと感じる。

Box 2.7　共感満足の一場面

　S さんは，慢性疼痛のケアのために受診した 55 歳の女性である。彼女は原因不明の重大な歩行困難に加えて，線維筋痛症，不安，うつ病の診断を受けていた。S さんは，痛みを主訴に救急外来受診を長期間に渡り繰り返していた。診察中の S さんは，当初は身構えた様子で，薬物治療や整形外科的な治療にしか関心を向けていなかった。また，推奨された地域サービスを受けようとしない時期が長期間あった。かかりつけ医の診察に加えてペインクリニックの医療従事者と行うセッションを受けるよう，S さんは勧められた。そのセッションは最初は短時間のもので，トラウマ・インフォームド・ケア訳注6)の原則を応用した関係構築に重点が置かれた。時間の経過に伴い，S さんは対人関係における心的外傷の経験を詳細に打ち明けることができるようになった。医療従事者との信頼関係が構築されるにつれて，彼女は，地域の精神医療チームが関与することへの同意を含めて，それまでは試せなかった，あるいは試そうとしなかった慢性疼痛や精神衛生上の問題に対処するためのさまざまな取り組みを試すことを積極的に検討するようになった。その結果，鎮痛薬の用量は減少し，救急外来を受診することも非常に少なくなった。S さんは，ペイン・クリニックのスタッフについて，クリニックの中では他者から決めつけられたと感じることなく，スタッフが自分の話を信じてくれているように感じていると述べた。

　この女性との真の人間的つながりにより，医療従事者の彼女に対する接し方に変化が生じ，彼女の医療システムへのエンゲージメントが改善された。S さんには全体的に社会機能の改善がみられ，医療チームにとっては自身の貢献が認識できたことで，報われる経験となった。

訳注6）トラウマを十分に理解して，配慮ある関わり（ケア）をすること

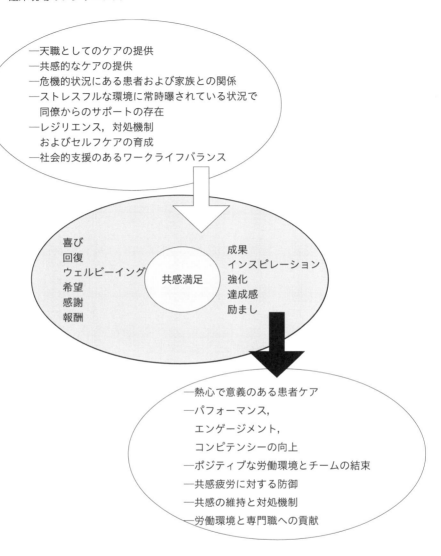

—天職としてのケアの提供
—共感的なケアの提供
—危機的状況にある患者および家族との関係
—ストレスフルな環境に常時曝されている状況で
　同僚からのサポートの存在
—レジリエンス，対処機制
　およびセルフケアの育成
—社会的支援のあるワークライフバランス

喜び
回復
ウェルビーイング
希望
感謝
報酬

共感満足

成果
インスピレーション
強化
達成感
励まし

—熱心で意義のある患者ケア
—パフォーマンス，
　エンゲージメント，
　コンピテンシーの向上
—ポジティブな労働環境とチームの結束
—共感疲労に対する防御
—共感の維持と対処機制
—労働環境と専門職への貢献

図 2.1　共感満足の概念モデル
出典：Sacco and Copel（2018）ⓒ 2018, John Wiley & Sons

Box 2.8　共感満足の一場面
　5 歳の女児エミリーの父親は，入院してすぐに予想外の死を迎えた。エミリーの母親は取り乱していて，このような状況で娘のケアをする自信がないと話した。そこで，病院の看護スタッフとソーシャルワーカーがエミリーの傍らで時を過ごした。

スタッフ達は父親に起こったことをエミリーに説明し，彼女がお別れのカードに絵を描くのを手助けし，父親とのお別れをさせた。父親の死は悲劇的な出来事であったが，スタッフは期待以上のサポートをした。関わったスタッフは，真の感情的なつながりをもつことができ，この子の体験に大きな影響を与える有意義な関わりであったと感じた。

共感（empathy）

　共感に対する理解は，神経科学の知見により絶え間なく進歩している。専門職としての人間関係において共感を育むことが，患者の健康アウトカムの改善と医療従事者のレジリエンスをいかに支えているかは，よく認識されている。共感は感情的要素と認知的要素の両方から成り立っており，それらは医療従事者が患者の感情体験とつながる（治療的関係を構築する）一助となる。感情的要素とは共通認識のことである（他者の感情の状態を理解し，感じ取り，それに共鳴する）。認知的要素は，医療従事者と患者の間に個人間の境界を確立する上で極めて重要である。

　共感の認知的要素としては，患者の苦痛に圧倒されないための自他分離，他者視点取得（perspective-taking [訳注7]），感情調整などがある（Decey and Ickes, 2009）。医療従事者が患者の苦痛に圧倒されると，防御反応が活性化されることで，医療従事者は自身と患者の間に距離を作ろうとする。これらの認知的要素を活用することは，医療従事者が「自己と他者」の意識を維持し，苦しんでいるのは患者なのだということを認識するのに役立つ。そうなった医療従事者は，患者の感情に圧倒されることなく，患者との感情的つながりを維持することができる。

リスクを低減し，バーンアウトを軽減する

　レジリエンスを支えるための介入は，レジリエンスを確立しながら状況に耐えていくための資源を医療従事者に提供しつつ，個人と組織の両方のレベルに目を向けて実施する必要がある。

　A）患者と真の関係を築いた上でのエンゲージメントは，ケアの提供に伴うネ

訳注7）相手の立場に立って物事を考えること。

ガティブな代償に対する防御要因である。真の関係（共感，寄り添い，共通の人間性の認識）は，医療実践での共感満足や有効性の条件となる。Perry（2008）は，これらの関係性の瞬間を「つながる瞬間（moments of connection）」，瞬間を大事にすること，活力を与える瞬間と呼んでいる。Perry の研究（2008）に参加した看護師たちは，患者ケアにおいての人との意味のある出会いへのエンゲージメントは，「特権」や「天からの贈り物」であったと述べた。看護師たちはこのような関係を重視し，患者の生活に変化をもたらす機会に喜びを感じていた。

　調和のとれた状態で別の人間とつながること（共感）は，ある神経生物学的プロセスを引き起こし，それによって両者がより感情的に調整されるようになる（Siegel, 2010）。また，医療従事者が自己認識をもち，共感と思いやりを調節するための方略をもつことも極めて重要である（Lown, 2016）。ストレス反応を直接軽減することを目的とした，認知的な方略と身体的な方略の両方を用いることが重要である。

Box 2.9　事例研究——自己認識

　理学療法士のパトリックは，脳卒中後の高齢男性患者の紹介を受けた。その患者は，ときに怒ることもあれば，涙ぐむこともあった。患者は，自身の機能の変化と，自分の改善のペースが遅いのではないか，という心配について話をした。パトリックは，この患者の不満，心配，悲嘆，悲しみに共感し，思いやった。パトリックの父親も脳卒中を経験していた。父親の脳卒中とその結果生じた父親の健康状態と機能の変化に対するパトリック自身の感情（悲しみと心配）が，自身の患者への対応に影響を及ぼす可能性があることを，パトリックは認識していた。パトリックはこの患者に対応しながら自身の感情の状態をモニタリングし，自身の感情の境界（自身の感情と患者の感情の境界）についてしっかりと意識するようにした。パトリックは患者の感情や考えを引き出し，この患者には脳卒中に関して（パトリックの父親とは異なる）個人的な体験があることを思い起こすように努めた。パトリックは，この患者に対する共感が自分にとって苦痛になったとき，同僚と話をしたり，休憩中にコメディ—動画を見たりするなどの対処方略を用いて，感情を調整した。

Box 2.10　患者の疾患からの回復に医師の共感が及ぼす影響

　Rakel ら（2011）は，ランダム化比較試験を実施して，受診時の共感が感冒の転帰に与える影響を検討した。

　著者らは，患者と医療従事者の関わり，特に共感の利用（共感がある診察とない診察）について検討した。著者は Consultation and Relational Empathy（CARE）

Measure を用いて，受診時に患者が体験した共感を評価した。そして，鼻腔洗浄液を用いてベースライン時および 48 時間後のインターロイキン 8（IL-8）値と好中球数を測定した。

　医師が共感的であったと（CARE Measure で）感じていた患者では，報告された感冒の持続期間が短く，重症度が低かった。これは症状の報告と IL-8 値および好中球数によって裏付けられた。強い共感を感じた患者は，回復までの期間が丸 1 日短かった。

　出典：Rakel *et al.* に基づく（2011）

　B）医療従事者が患者に対する共感と思いやりの体験を調節する上では，いくつかの認知的方略が助けになる。自身の感情とその要因に対する自己認識が極めて重要である。感情の境界は，バーンアウトを減らすに必要で，ポジティブな影響をもたらす（Wagamman *et al.*, 2015）。個々の医療従事者の態度が共感疲労とバーンアウトの予防に役立つ可能性があると，Espeland（2008，2006 年の Perry の引用より）は報告した。これには，医療業務に関する前向きな態度，ポジティブなエネルギー，適切なユーモアの感覚がある。態度の土台となっているのは個人的な価値観と専門職としての価値観であり，これらの価値観にはっきりと意識を向け続けることが助けになる（Perry, 2008）。

Box 2.11　共感と思いやりの調節要因
・感情の表現を認識し，引き出し，正確に解釈するために注意を集中させる能力
・話を聞く能力
・他者の視点を想像する能力
・状況に応じた共感的配慮の強さ
・他者に対する独善的でない肯定的な評価
・自身の感情と無意識の感情バイアスおよびトリガーの認識
・「自己と他者」の境界の認識
・自分の感情を調整する能力
・患者，家族，同僚との効果的なコミュニケーションスキル
・セルフケアや社会的支援を含めた医師自身のウェルビーイング
　出典：Lown から改変引用（2016）

Box 2.12　セルフケアの事例研究
　ジェニファーは，インナーシティ[訳注8] の診療所で慢性疾患患者のための教育グル

ープを運営するソーシャルワーカーであった。このグループは，社会の主流から外れた状態で生活し，多くの社会的ストレス要因に直面している患者で構成されていた。患者たちはしばしば過去の心的外傷体験や現在の困難な生活状況について話をしていた。ジェニファーは，この患者集団におけるストレスと心的外傷の大きさが，彼女自身にネガティブな影響（累積的な影響を含む）を及ぼす可能性があることを理解していた。ジェニファーはしばしば，グループの休憩時間中に何度か深呼吸をするようにしていた。ジェニファーはまた，グループセッションの後に車で帰宅する際には，車内でお気に入りの曲に合わせて歌を歌うことを意図的に実践した。この行為がストレス反応の軽減と自分の感情の調整の助けになることを，ジェニファーは経験から知っていた。ジェニファーはまた，多忙なスケジュールの中で，これが家族のもとに帰るまでの間に専念できる方略であることも理解していた。

　認知的再評価（体験に別の意味づけをすること）は，医療従事者が感情を調整する助けになる（Lown, 2016）。例えば，複雑で慢性的な健康上の問題を抱える患者において，医療従事者側の成功の捉え方を回復から機能や生活の質，あるいは患者自身が前向きに進む能力の改善へと転換することは，医療従事者が患者の感情体験に同調すること，感情体験に寄り添うことの能力を高める助けになる可能性がある。

　C）患者に関与して思いやりを示せる医療従事者としてレジリエンスを確立するには，個人的な対処方略が不可欠である。医療従事者は，調整のとれた状態を維持し，患者に同調して関与するために，セルフケアに努める必要がある。効果的なセルフケアを医療専門職の義務とみなし，診療基準にセルフケアを取り入れている規制当局もある（例，心理学者のためのカナダ倫理規定やカナダ，ブリティッシュコロンビア州の精神科看護師のための専門職規範）。

　ほとんどの医療専門職が何らかの「セルフケア」方略を考えることができるであろう。重要なのは，医療従事者が職場で極めてストレスフルなインシデントに直面する前に方略を個別化し，それを実践することである。しばしば，医療従事者は手遅れになるまで効果的なセルフケアの方法を用意していないことがある。個別化とは，対処法を試してみて，それらが結果的に，個人的なストレスを軽減するか否か，ウェルビーイングの感覚を高めるか否か，喜びの感情を呼び起こすか否か，を評価することを意味する。セルフケアとして考えられるものは無数にある（運動，趣味，友人や家族とのつながり，リラクセーション法など）。しかし

訳注8）大都市の都心周辺に位置する低所得地域のこと

ながら，重要なのは，その活動に対する個人的な反応である。

　医療従事者には，ストレス反応に対処するために即座に利用できる方略が必要である。具体的には，呼吸法やグラウンディング（今この瞬間の身体に注意を向け，神経系の活動を抑えることを目的とした活動）などがある。定期的に取り組める，ストレスのあるときにすぐに利用できる，比較的規模の大きな活動（趣味，ソーシャルグループ，運動など，医療従事者にとって有意義なもの）も必要である。

　マインドフルネスの実践は，短期的にストレスを軽減できる可能性があり，定期的に実践することで，感情を処理したりストレスを管理したりする脳領域に変化をもたらす可能性がある。これらの実践に時間を使えば，医療従事者のレジリエンスにポジティブな影響を与える可能性が高い（Raab, 2014）。セルフ・コンパッションはこれに関連する概念であり，これには，自己受容，良し悪しを判断しない姿勢（non-judgment），自分に対する優しさがある。セルフコンパッションのスキルは，教わって習得することができる。セルフコンパッションを実践することは，共感満足を増やし，共感疲労を低下させることにつながる。セルフコンパッションのスキルがある人は，苦しんでいる人にケアを提供することの感情的な難しさを認識して，休暇を取ったり睡眠時間を増やしたりするなど，自身の感情的なニーズをケアできる可能性が高い（Neff, 2011）。

結　　論

　思いやりのある共感的なケアを提供することには，コインのように表裏がある。ケアを提供する人々に対して思いやりと共感を示すことは，医療従事者が自身の職業生活における意義や目的を深く感じる助けになる。一方で，共感的なエンゲージメントは，医療従事者をバーンアウト，共感疲労，道徳的苦痛，代理受傷のリスクに曝すことにもつながる。増大する制度上のプレッシャーや他者の苦痛に直面すると，我々の防御機構は回避とディスエンゲージメントに向かう欲求に駆り立てられる。これらは短期的には重要な反応である場合もあるが，医療に携わるすべての人にとって有害に働く。効果的で個別化されたセルフケア方略を用いてレジリエンスを身につけることは，医療分野で有意義なキャリアを持続させるのに不可欠である。キャリアの最初に問うべきは，こうした方略が必要になるかどうかではなく，いつ必要になるかということである。

参考文献

Bagnall, A., Jones, R., Akter, H. and Woodall, J.R. (2016) *Interventions to Prevent Burnout in High Risk Individuals: Evidence Review.* Public Health England, London, UK.

Canadian Medical Association (2018) *CMA National Physician Health Survey: A National Snapshot.* Canadian Medical Association, Ottawa, ON.

Coleman, A. (2014) Post mid-Staffordshire inquiries reaction, in and about the National Health Service (NHS), England. The missing pieces: organizational, care and virtue ethics perspectives. *International Journal of Clinical Medicine*, 5(16), 1009–1015.

Decety, J. and Ickes, W. (eds) (2009) *The Social Neuroscience of Empathy.* MIT Press, Cambridge, MA.

Dyrbye, L.N., Shanafelt, T.D., Sinsky, C. A. *et al.* (2017) Burnout among health care professionals: a call to explore and address this underrecognized threat to safe, high -quality care. Discussion Paper, *National Academy of Medicine,* Washington DC.

Espeland, K. (2006) Overcoming burn-out: how to revitalize your career. *The Journal of Continuing Education in Nursing,* 37(4), 178–184.

Figley, C.R. (1995) Compassion fatigue: toward a new understanding of the costs of caring, in *Secondary Traumatic Stress: Self-care Issues for Clinicians, Researchers, and Educators* (ed B.H. Stamm, pp. 3–28). The Sidran Press, Lutherville, MD. Jameton, A. (1984) *Nursing Practice: The Ethical Issues.* Prentice-Hall, Englewood Cliffs, N.J.

Lown, B.A. (2016) A social neuroscience-informed model for teaching and practicing compassion in health care. *Medical Education,* 50(3), 332–342.

Ludick, M. and Figley, C.R. (2017) Toward a mechanism for secondary trauma induction and reduction: reimagining a theory of secondary traumatic stress. *Traumatology*, 23(1), 112.

Maslach, C., Jackson, S.E., Leiter, M.P. *et al.* (1996) *Maslach Burnout Inventory,* 3rd edition manual. *CPP Inc*, Mountain View, CA.

Neff, K. (2011) *The Proven Power of Being Kind to Yourself: Self-compassion* (pp. 192–193). Harper Collin, New York, NY.

Pearlman, L.A. and Saakvitne, K.W. (1995) *Trauma and the Therapist: Countertransference and Vicarious Traumatization in Psychotherapy with Incest Survivors.* WW Norton & Company, New York.

Perry, B. (2008) Why exemplary oncology nurses seem to avoid compassion fatigue. *Canadian Oncology Nursing Journal*, 18(2), 87–92.

Raab, K. (2014) Mindfulness, self-compassion, and empathy among health care professionals: a review of the literature. *Journal of Health Care Chaplaincy,* 20(3), 95–108.

Rakel, D., Barrett, B., Zhang, Z. *et al.* (2011) Perception of empathy in the therapeutic encounter: effects on the common cold. *Patient education and Counseling,* 85(3), 390–397.

Reith, T.P. (2018) Burnout in United States Healthcare Professionals: a narrative review. *Cureus,* 10(12), e3681.

Rodney, P. *et al.* (2013) *Toward a Moral Horizon: Nursing Ethics for Leadership and Practice* (pp. 160–187), Pearson Education, Canada.

Sacco, T.L. and Copel, L.C. (2018) Compassion satisfaction: a concept analysis in nursing. *Nursing Forum*, 53(1), 76–83. https://doi.org/10.1111/nuf.12213

Siegel, D.J. (2010) *The Mindful Therapist: A Clinician's Guide to Mindsight and Neural Integration* (*Norton Series on Interpersonal Neurobiology*). WW Norton & Company, New York, NY.

Stamm, B.H. (2005) *The ProQUAL Manual.* Sidran Press, Pocatello, ID.

Tabor, P.D. (2011) *Vicarious traumatization: Concept analysis. Journal of Forensic Nursing*, 7(4), 203–208.

Varcoe, C., Pauly, B., Webster, G.C. and Storch, J.L. (2012) Moral distress: tensions as springboards for action. *HEC Forum*, 24(1), 51–62.

Wagaman, M.A., Geiger, J.M., Shockley, C. and Segal, E.A. (2015) The role of empathy in burnout, compassion satisfaction, and secondary traumatic stress among social workers. *Social Work,* **60**(3), 201–209.

第3章

レジリエンスと認知的パフォーマンス

ジョン・フレイン[原注1]

┌ **概　　要**

・患者を診断して適切に治療する能力は，医療専門職の技能の中で最も不可欠なものである。
・臨床上の意思決定には，至適な認知機能が必要であり，これは生理的なウェルビーイングに依存する。
・臨床上の意思決定の認知プロセスは，固有のバイアスと医師の不安・不確実性・心理社会的ストレスの影響などの状況的要因とに影響されやすい。
・医療機関は，医療専門職の段階的欲求が満たされ維持されることを保証することにより，医師の認知的パフォーマンスをサポートすべきである。
・医療専門職の認知的ウェルビーイングに取り組んでいない組織は，患者を害のリスクに曝している。
・医療専門職の研修プログラムでは，不安や不確実性に対する学修者の反応に注意を向け，学修者が認知的に自己認識をできるようにすべきである。

はじめに

　本当の現実はそうではないのだが，医療は決定的なもので，「何かできることがあるはず」と，一般の人には思えてしまうのは致し方ないことである。多くの学生は，自身で選択した専門診療科に進むと，この考え方に苦労をする。臨床上の問題に対して，「Yes」か「No」あるいは「陽性」か「陰性」かという決定的な答えを出す1つの問い，1つの身体的徴候，1つの臨床検査ないし画像検査が存在しなければならない，と考えてしまう。しかしながら，診療の本質がときに曖昧で不確かなものであることへの気づきは，すべての医師が自身の成長の過程で

原注1）John Frain, Division of Medical Sciences and Graduate Entry Medicine, University of Nottingham, UK

取り組まなければならない課題である。この不確実性をどの程度許容できるかは，臨床業務と患者ケアに大きな影響を及ぼす（Iannello *et al.*, 2017）。学習プロセスを通じて，学生たちは医療のあらゆる側面が不確実性と曖昧さの影響を受けていることに気づく。この不確実性の原因としては，以下のものが挙げられる。

・以下に関する医学知識が限られている。
　o 診断を下すこと
　o 治療法を選択すること
・患者の疾患の自然経過を予測できない，またはそれに馴染みがない
・患者の治療に対する反応にばらつきがある

　不確実性や曖昧さに対処する能力は，医師に求められる適性の一つである。これは臨床推論の一側面であり，「認知的柔軟性（cognitive flexibility）」と呼ばれている（Nijstad *et al.*, 2010）。不確実性は，個人にとっては常に脅威として認識され，これは患者に害を及ぼす可能性だけでなく，医師にも害を及ぼし，医師をミスの「第2の被害者」としてしまう（第4章参照）。高い認知能力は，作業記憶，注意の持続時間，抑制・注意の移動・更新と維持などの制御プロセス，に依存する。認知機能は加齢とストレスの影響を受ける。認知機能を媒介している経路の解剖および生理については，まだ十分に解明されていない。しかし，ストレスとレジリエンス，心血管系と認知機能は相互に関連し，相互依存しているという明白なエビデンスがある。本章では，レジリエンスが認知的パフォーマンスに及ぼす影響について考察する。これは患者安全にも影響を及ぼす。

■ 臨床推論

　診療に関連する思考および意思決定のプロセスは臨床推論と呼ばれ，多くの情報の流れを解釈する必要がある複雑な作業であり，多く要因の影響を受ける。二重過程理論（dual process theory）とは，患者の臨床像と診断を分析するプロセスのことである（Norman and Eva, 2010；表3.1）。実験的なエビデンスから，解剖学的および生理学的に2つの推論システムが存在することが支持されている。タイプ1思考（Type 1 thinking）は腹内側前頭前野と，タイプ2思考（Type 2 thinking）は右下前頭前野と，関連している。この2つの部位では必要なグルコース量が異なる可能性があり（Kern, 2008），このことは勤務中に良好な意思決定を

表 3.1　1 型および 2 型思考の特徴

タイプ 1 思考	タイプ 2 思考
・直観的，メンタルショートカット（ヒューリスティック）を使う	・分析的，系統的
・無意識，潜在意識	・意図的，意識的
・迅速，努力を要しない	・遅い，努力を要する
・信頼性が低い／変化する	・信頼性が高い／変化しない
・エラーが起きやすい	・エラーが起こりにくい
・状況に大きく影響される	・状況による影響を受けにくい
・感情的な関わりが多い	・感情的な関わりが少ない
・科学的な厳密性が低い	・科学的な厳密性が高い

出典：Cooper and Frain（2017）ⓒ 2016, John Wiley & Sons

促進するためには定期的な食事休憩が必要であるという単純な事実で理解できる。

　タイプ 1 思考とタイプ 2 思考で分けると，学生や若手の医療従事者は診断に対してより慎重で段階的な（タイプ 2）アプローチを採用する傾向がある（Croskerry, 2009）。患者を診察する経験が蓄積すると（「疾患スクリプト [illness script]」），より迅速で直観的な（タイプ 1）思考が可能になる（表 3.1）。これは過度の単純化である。実際には，熟練した医師は患者の問題の複雑さに応じて，タイプ 1 とタイプ 2 の間を行き来する。同様に，推論のプロセスは単純な 2 種類の思考よりもはるかに複雑である（図 3.1）。

　技術の進歩にもかかわらず，完全なデータ収集（病歴聴取と診察）とその解釈における効果的な認知的パフォーマンスに，診断が依存しているのは現在も変わらない。逆説的ではあるが，技術の利用が増え，疾患の経過がより詳細に明らかになると，実際には不確実性が高まる可能性がある（例：診断検査における異常の閾値をどう設定するか）。診断関連エラーの原因には多くの要素があるが，人に起因する原因として，不十分なデータ収集や誤った推論がある。そのどちらにも，曖昧さおよび不確実性に対する耐性，そして心理的ウェルビーイングが関係している（Box 3.1）

Box 3.1　事例研究—疲労が臨床的パフォーマンスに及ぼす影響

　経験豊富な理学療法士であるサイマは，生後 15 カ月になる自分の子どもが熱を出していたため，ほとんど一晩中起きていた。翌日は ICU 勤務で，COVID-19 患者で集中的な胸部理学療法を必要としているシング氏の管理に当たっていたが，悪

戦苦闘していた。前日は完璧に対処できていたため，彼女は何が間違っているのか理解できない。

バイアスと状況的要因

　臨床推論には認知エラー（バイアス）の可能性が付きものである（表 3.2）。それは職場環境，患者と医療専門職の個人的視点，患者と医療専門職との関係の中で起こる。診断関連エラーの多くには，誤った臨床推論が関連している。内科は，

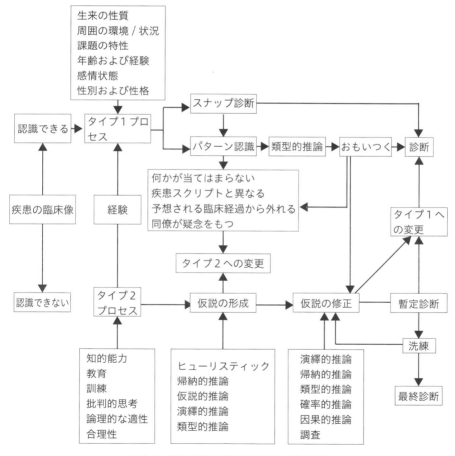

図 3.1　診断推論の普遍的モデル（改変版）
出典：Cooper and Frain（2017）© 2016, John Wiley & Sons

表 3.2　臨床推論における認知エラー（バイアス）の例

エラー	説明
アンカリング（anchoring）	最初の診察での特定の側面にとらわれ，その側面の重要性に関する考えを頑なに変えなくなる
確証バイアス（confirmation bias）	最初に診断を下すと，その仮説を支持する証拠は受け入れる一方，否定する証拠は無視するようになる
早期閉鎖（premature closure）	すべての情報を収集・検証する前に診断を下してしまう。これは，本来は仮説の形成と修正を経て初めて到達すべき診断の最終段階にショートカットすることを意味する
探索満足（search satisficing）	1つの診断を下すと，他にも診断すべき病態がある可能性を忘れてしまう。2カ所目の骨折や2つ目の毒物を見逃すことがよくある
事後確率エラー（posterior probability error）	その患者のいつもの診断に飛びついてしまう。過去にアルコール離脱による錯乱や興奮で何度も受診している患者であっても，肺炎や硬膜下血腫などの別の病態がないか調べるのが賢明である
アウトカム・バイアス（outcome bias）	特定の結果を求める願望によって判断が変わってしまう（例えば，外科医が敗血症の原因を吻合部漏出ではなく肺炎と判断してしまう）

出典：Cooper and Frain（2017）ⓒ 2016, John Wiley & Sons

複雑である可能性が高く，不確実性が大きい領域であるため，診断エラーの頻度が高い（van den Berge and Mamede, 2013）。ここでの議論の焦点は，状況的要因と，特にそれらが医療専門職の患者ケアに及ぼす影響である。これは「状況的認知（situated cognition）」と呼ばれてきたもので，当事者の社会的状況とそれが発生する環境によって形成される複雑な関わりのことを表している（図 3.2）（McBee *et al.*, 2017）。臨床推論の詳細については，*"ABC of Clinical Reasoning"* 訳注1）（Cooper and Frain, 2017）を参照のこと。

　Maslow のピラミッドの最上部は「問題解決（problem solving）」である（第4章参照）。医療分野における専門職としての自己イメージには，問題解決の成功が含まれる。例えば，医師であれば正しい診断を下すことがこれに含まれるが，理学療法士の場合は，患者が自分で食事をしたり，自宅の階段を上ったりするこ

訳注1）邦訳『ABC of 臨床推論—診断エラーを回避する』羊土社，2018 年

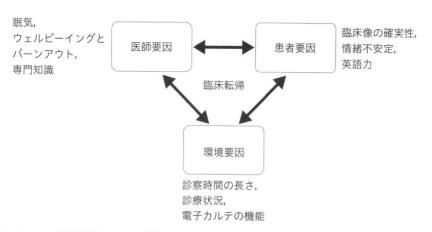

眠気,
ウェルビーイングと
バーンアウト,
専門知識

医師要因

患者要因

臨床像の確実性,
情緒不安定,
英語力

臨床転帰

環境要因

診察時間の長さ,
診療状況,
電子カルテの機能

図 3.2　ある診療場面における状況の枠組みとしての状況的認知。臨床転帰はすべての構成要素
（医師，患者，診療）の複雑な相互作用によって決まる
EMR ＝電子カルテ
出典：McBee *et al.*（2017）Licensed under CCBY 4.0

とができるようになるのを助けることが含まれる。問題解決の成功は患者安全に
とって極めて重要である。専門職にとって，問題解決がうまくいくことは，仕事
から得られるべき充足感と個人的なウェルビーイングに寄与する。どれだけ望ま
しいとしても，問題解決は冷淡で論理的なプロセスではなく，人が他の人を助け
るという状況で発生する。文献では，状況的要因と不確実性や曖昧さに対する耐
性が医師の認知機能に及ぼす影響について次第に認識されるようになってきてい
る（表 3.3）。状況的要因の結果として，以下の 4 つのことが現れてくる。

・感情的反応
・行動に関する推論
・医療専門職と患者の関係の最適化
・診療の終了が困難

　自己認識と認知的パフォーマンスの最適化に向けた組織的および個人的な取り
組みは，医師と組織双方のウェルビーイングにとって利益となり，患者安全にとっ
ても不可欠である。そのためには，医師の段階的欲求を満たすことが必要であり，
これが臨床上の意思決定を改善するのに役立つ（図 3.3）。臨床推論の認知段階の
研究に大きな注目が寄せられているが，最適な推論と意思決定は，すべての段階
の欲求が満たされていることに依存する。臨床上の意思決定におけるエラーが患

表 3.3　臨床上の意思決定および患者安全に関連する状況的要因

```
組織的要因
    ○業務量
        ・人手不足と監督不行き届き
休憩の取得，飲食物へのアクセス
時間的なプレッシャー
        ・情報およびデータ収集の障害
中断
    ○緊急事態
        ・電話
        ・スタッフへの問い合わせ
        ・資源（画像，機器）へのアクセス
不確実性と曖昧さに対する耐性の低さによる影響
    ○高い紹介率
    ○診断検査の利用増加
    ○不安
    ○仕事に対する満足度の低下
    ○臨死患者または複雑な症例に対処する際の不快感の増大
    ○独断主義，厳格さ，体制順応主義の高まり
患者要因
    ○第 2 言語でのコミュニケーション
    ○情緒不安定
医師要因
    ○睡眠不足
眠気の自己評価
    ○バーンアウト
```

出典：McBee *et al* より引用（2017）

者に及ぼす影響を，医療機関は当然ながら考慮している一方で，システムが専門職の認知的パフォーマンスをいかに低下させているかをときに見落とすことがある。このことは組織文化とリーダーシップから始まっている。無礼な言動が顕著にみられる環境（Frost は「職場での有害な感情（toxic emotions in work）」という用語を用いている；Frost, 2003 参照）は，その環境で働く人々のパフォーマンスの低下につながる。このパフォーマンスの低下は，よりチェックリスト・ベース的となっている診断や手続き業務での精度においてみられ，チームワークと個人間のコミュニケーションを必要とする業務ではより多くなる（Riskin *et al.*, 2013）。医師が休憩を取ることや，コーヒーを飲んだり昼食をとったりしているのを患者に見られたりすることを避けるようプレッシャーをかけられると，医療専門職として高く評価されているという意識や個人的なウェルビーイングが低下する（Box 3.2）。チーム内の環境が過度に階層的又は競争的であると，医療従事

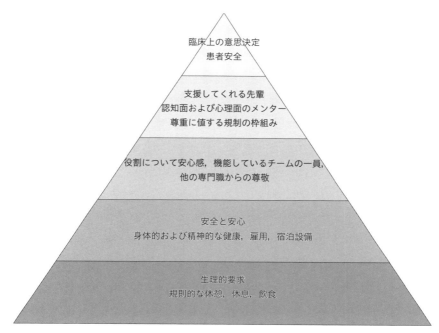

図 3.3　最適な臨床上の意思決定における段階的欲求
出典：Maslow's pyramid より引用（Maslow, 1954）

者は上級スタッフに助言や支援を求めることに消極的になる可能性がある。職場の状況的要因のうち，臨床業務に固有の不確実性と曖昧さに適応するという課題に関連するものは，医療従事者を絶え間ない不安をもたらす可能性がある。その結果，新たな知識を獲得して応用する能力や，臨床上の意思決定を向上させる形で実務の教訓を取り入れる能力が否応なく損なわれることになる。残念なことに，人は自分が置かれている業務状況よりも，自分自身に問題があると考えることの方が多い。その結果として起きるのはバーンアウトであり，これは米国の医療スタッフの 40 〜 50％で報告されている（Chemali *et al.*, 2019）。バーンアウトになると，自己報告に基づく医療上のエラーの発生率が上昇すると予想される。

Box 3.2　事例研究：勤務中の食事へのアクセスの制限

　アリスは救急部門で 12 時間の交代勤務をしていた。その日の朝は非常に忙しく，蘇生室で重体の患者をケアをしていたため，休憩時間を取れずにいた。出勤前に朝食をとってから一切飲み食いをしていなかった。診察室に入ってから，コップ 1 杯の水を手に入れ，病棟のワークステーションに戻った。座って水を少しずつ飲みな

がら，いくつかあった検査結果を見ていると，先輩看護師の１人から「病棟内では飲食禁止です」という大きな声が上がった。アリスは「でも，ただの水ですよ。休憩を逃してしまったんです」と答えた。「私の知ったことではありません。病棟内での飲食は禁止されているんです。外に出るか，次の休憩まで待ちなさい」その後，Alice は病院の別の部門で働いている友人と話をした。多くの管理者は，若手の医師が患者から見えるところで飲食するのを好まないようで，それは，スタッフが患者のケアを優先しておらず，プロフェッショナリズムに欠けるという印象を与える可能性があると考えているからであった。

■ バーンアウトと認知機能

　長期にわたるストレスへの曝露は，ストレス反応の自律神経調節に影響を及ぼす可能性がある（第５章参照）。これは心血管系の健康状態と認知機能に影響を及ぼす。その結果，ストレスに対する適応性および柔軟性が低下し，レジリエンスに変化が生じる可能性がある。感情が高ぶることもあり，そうなると心血管系の健康状態と認知機能にさらなる影響が及ぶ。中年期の仕事に関連したストレスは，高齢期における認知機能低下の予測因子である。バーンアウトの程度が高い緩和ケアの専門職では，抑制レベル，作業記憶，意思決定能力に変化がみられる（Fernandez-Sanchez *et al.*, 2018）。

　心拍変動（HRV）は自律神経系のストレス反応の調節と関連しているとみられている。また，脳と心臓を結ぶ迷走神経を介した前頭前野の活動とも関連している。HRV は前頭前野に依存する認知制御能を予測する。安静時 HRV が高い状態にある個人は，作業間の移行における認知的柔軟性が高い（Stenfors *et al.*, 2016）。HRV が低いことは，慢性的ストレス，消耗状態，抑うつの症状発現と関連している。これらの病態は，臨床上の意思決定に必要とされる高次認知機能の障害と関連している。HRV は自律神経系の交感神経系と副交感神経系の働きから生じる。慢性的ストレスなどの不適応状態は，自律神経調節の不均衡につながり，認知機能に影響を及ぼす可能性がある。この現象には精神疾患との関連が報告されている。HRV は，持続的に注意・集中・認知的ストレスが求められることに敏感に反応する。これは，複雑な臨床上の意思決定に必要とされる時間のかかる熟考型推論（deliberative reasoning）（タイプ２思考）に関連している可能性がある。同様に，心血管系の調節の改善は，認知制御（抑制，移行，更新）の改善と関連

しており，これはまた，診療状況の予測できない変化への対処や分析的思考に関連している。患者ケアにおける「瞬間の思考（thinking in the moment）」に加えて，認知制御には，行ったケアに対する省察や，事象発生後の意思決定に対する感情的な反応と評価が必要である（Box 3.3）。

Box 3.3　「瞬間の思考（thinking in the moment）」と認知制御

　パトリックは，午後の慌ただしい手術を終えようとしていたところ，喘息の経過観察で来院している患者について診療所の看護師から連絡を受けた。その患者は緑色の痰を伴う湿性咳嗽を訴えていた。パトリックはその患者を診察することを了解した。身体診察では胸部で断続性ラ音がわずかに聴取されるのみで，正常と判断した。抗菌薬とステロイドを処方しようとしたところ，ピークフローと酸素飽和度を確認していなかったことに気づいた。どちらも減少していたため，この患者はさらなる評価のために病院への紹介が必要となった。パトリックは紹介を手配し，患者はPatrickがすぐに診察してくれたことに非常に感謝した。

　車での帰宅中，パトリックは動揺し，破滅感や罪悪感を覚えた。確認していなかったバイタルサインのことに気づかずに患者を帰宅させていたとしたらどうなっていたか。患者は深刻な害を被っていたかもしれない。自分は手術が終わる頃にはかなりの疲労感を覚えていた。そのことばかり考えて，その夜は眠れなかった。

　翌朝，同僚の1人であるアンドリューとコーヒーを飲んだときにそのインシデントについての話になり，アンドリューに励ましの言葉をかけられた。「そう，君はその情報を見逃すところだったし，患者に害が及んでいたかもしれないけれど，実際には見逃さなかった。君は気づいて，確認を行ったことで，患者さんは適切に紹介されたんだから，問題ないさ」

　パトリックはこの言葉を聞いて安心した。彼は，決断したことをよく考え，それについて省察することが重要であると思った。それは学びのポイントになると同時に，自分が適切に行動したことを再確認できるからである。パトリックは自身の行動について自信を深めたが，省察の一例として評価報告書にもこれを記載することにした。

　ストレスやバーンアウトは，分析的思考が行われる前頭前野の脳回に変化をもたらす。それはMRIで同定でき，特にバーンアウトでは右側前頭前野に影響を及ぼすが，この部分は作業記憶課題およびタイプ2思考と関連する（Durning *et al.*, 2013）。さらに，変化は右中前頭回（精神的苦痛をもたらす視覚的手がかり，他者視点取得および共感に敏感な領域）でも観察できる。したがって，感情の変化はより高次の認知機能を変化させ，患者に対する無意識のバイアスに寄与する

可能性がある（Wayne *et al.*, 2011）。このような変化は可逆的である。例えば，研究では，臨床上の問題について考えるという課題がなくなった場合，MRI 上の変化は消失することが示唆された（「仕事から離れると気分がずっとよくなる」）。このことは，ストレス要因が職場内から発生していること，そして，それらのストレス要因を改善することはバーンアウトになりやすい人に有益な効果をもたらす可能性があることを示唆している（Box 3.4）。同様に，定期的な運動や省察的実践などの手段を通じて，各自で自身の心血管系および認知機能に対するストレスの影響に対処することができる。

Box 3.4　私のポケベルを預かってくれた専門医

　かつて 48 時間のオンコールをこなしていたころのことである。当時，私は小児科病棟に勤務していて，非常に多忙だった。1 日に 20 件の入院があることもめずらしくなかった。研修医だった私たちは，2 〜 3 時間しか睡眠を取れないこともよくあったが，ある特定の専門医が勤務している日だけは，いつも楽に勤務することができていた。その専門医は，午前中の病棟回診に出向いて，患者や私たちのために多くの時間を割いて，すべてが完全に解決されていることを確認するようにしていた。さらによいことに，彼は私たちのポケベルをすべて預かってくれたので，私たちは院内の食堂が閉まる前に行って，まともなサンデーランチをとることができた。

　私はこれまでに多くの思いやりのある人たちと出会い，仕事をしてきたが，彼が私たち全員に対してとても思いやりのある人物であったことを特に懐かしく思い出す。知識と経験に差があるにもかかわらず，私たちは対等なチームの一員であると感じていた。

■ ネガティブバイアス（negativity bias）

　これは，ネガティブな経験が強調して記憶される傾向を表す用語である。医療専門職教育の多くは，「何を学んで理解したか」ではなく，「何が正しかったか」／「何が間違っていたか」と考える特徴がある。どの専門職でも医療従事者は，完全主義と競争を好む傾向がある。医療従事者が知識を身に付け，良好な結果を得ようと努力することは，明らかに患者の利益につながるが，それがミスの許されない容赦ない文化になると，医療従事者が身体的，精神的，認知的な害を受けるリスクに曝される。逆説的ではあるが，それが善意によるものであったとして

も，患者安全を損なう可能性が高まることがある。

　一連の行動で起こりうる有害な結果を考慮することは予防的な効果をもたらし，害の発生を防止するという個人およびコミュニティの利益となる。しかしながら，防衛的な思考と実践を強化してしまうことがある。誤診をした医師がエラーにつながった臨床的および状況的要因について省察することができなければ，さらなるミスを回避するための意思決定スキルのさらなる向上が阻害される可能性がある。検査，紹介，過剰診断はいずれも増加する可能性があり，その結果として仕事に対する不満が高まり，逆説的ではあるが患者に害が及ぶ可能性もある。

経験の影響

　業務に関連したストレスに対する医師の感じ方は，経験とともに低下する可能性が高いことが，エビデンスによって示唆されている。若手の医師はバーンアウトや情緒的消耗感を起こしやすいようである（Durning *et al.*, 2013）。特に，資格を取得して間もない専門職は，不確実性に耐えられなくなりやすく，また臨床的意思決定スキルの向上が困難と感じやすいことから，自身の医療キャリアを継続することへの疑念，バーンアウト，退職へとつながる。長年にわたる経験や患者の多様な臨床像や転帰に繰り返し遭遇することが，医療環境における自己認識，自信，統制感の向上につながる可能性がある。このように認知制御が向上することで，経験年数のより長い医師ほどバーンアウトの影響を受けにくくなる可能性がある。これは，臨床推論のいくつかの側面を自動化することで生じている可能性があり，その結果，認知的資源の必要量が少なくなる。しかし，経験豊富な医師も依然としてバイアスの影響を受けやすく，したがってエラーの影響を受けやすい（Mamede *et al.*, 2010）。さらに，ストレス反応はその人に特有な素因であるとともに，経時的に変動する。経験年数の長い医師の認知的パフォーマンスは，個人の健康状態，仕事以外での思いやりのある役割，地位の向上とともに大きくなる管理責任，苦情や調査への関与，などによって影響を受ける可能性がある。

訓練の必要性

　最初の段階から，臨床実践は不確実性に満ちていることを，研修医に認識させるべきである。この不確実性は（特に診療業務を開始した時点での）医師の知識の限界と我々が入手できる知識の限界の両方から生じることを，研修医に明示的

に教えるべきである。これに対処するのが専門職の能力であり，それには，適切なデータ収集技能と最適な推論の専門知識を習得することが含まれる。患者の臨床像の事実的側面と推論的側面について議論することに加えて，メタ認知的アプローチ（「思考について考える」）が，臨床推論に対する認知的および心理的影響を学生が認識するのに役立つであろう（Colombo *et al*., 2010）。この点については，臨床推論の教育に用いるシナリオや事例の文中にこれらの要因を含めることで対処できると思われる。この省察的なアプローチにより，学生は患者の診察中に存在する状況的要因が，自身の状況認識，臨床推論，診断精度にどのような影響を及ぼすかをより深く理解できるようになる。省察的な推論はまた，バイアスに対処し診断精度を向上させることにつながるであろう（van den Berge and Mamede, 2013）。これはウェルビーイングを維持するためのスキルとも関連しており，医療専門職の学生や研修医がバーンアウトの影響を緩和し，回復を促進するための方略を策定するのに役立つと思われる。不確実性を認識し，それに対処する方略は，時間の経過とともに耐性を改善させるであろう（表 3.4）。

　臨床現場の指導者による省察的な臨床推論のロールモデリングは不可欠である（Kim and Lee, 2018）。これには以下の事項が含まれる。

　・健康に関するさまざまな代替の情報源について議論する

表 3.4　意思決定における不確実性に対する耐性を改善するための方略

・慎重にデータ収集（病歴）する
・構造化された身体診察をする
・鑑別診断の枠組みの中で業務に当たる
・対立仮説を検討する
・「見逃してはならない」診断を除外する
・入手可能な最善のエビデンスを用いる
・管理計画を再評価する
・同僚に助言を求める
・知識の限界を患者と共有する
・患者と意思決定を共有する
・ロールモデルの振る舞いを省察する

出典：Iannello *et al*（2017）に基づく

・自身の知識の不足を認める

・学生と患者の両方の目の前で物事を調べるのを見せる

・患者と学生に共感を示す

・臨床上の意思決定に患者とチームを関与させる

・自身のバイアスを認めて省察する

・臨床業務に影響を及ぼした個人的なウェルビーイングの側面（例，患者からの苦情や試験で落第したこと）を共有する

結　　論

　認知機能は加齢とともに低下していく一方で，若手の医療専門職は，不安，心理社会的ストレス，バーンアウトによる認知的影響を受けやすい。自身に特有なストレスに対する生理学的反応とそれが認知的パフォーマンスや臨床上の意思決定に及ぼす影響を理解するという自己認識を，学生は教えられるべきである。医療機関は従事者の身体的および心理社会的欲求が満たされることを保証すべきであり，そうすることで，従事者は自身の最善のレベルで問題を解決できるようになる（「可能な限り最高の臨床家になる」）。そうした意味で，医師が認知的ウェルビーイングを維持するのをサポートする「注意義務（duty of care）」が医療機関側に存在する。特に，是正，フィードバック，改善が必要な場合，それに伴って従事者の身体的または精神的ウェルビーイングが損なわれてはならない。また，組織全体の目的を考慮すると，そうした被害が発生したとしても，単に残念なことと捉えたり，許容可能な「やむを得ない犠牲（collateral damage）」とみなしたりしてはならない。これを無視することは，患者を害のリスクに曝すことと同じである。

参考文献

Chemali, Z., Ezzeddine, F.L., Gelaye, B. *et al.* (2019) Burnout among healthcare providers in the complex environment of the Middle East: a systematic review. *BMC Public Health*, **19**, 1337.

Colombo, B., Iannello, P. and Antonietti, A. (2010) Metacognitive knowledge of decision-making: an explorative study, in *Trends and prospects in metacognitive research* (eds. A. Efklides and P. Misailidi, pp. 445–472). Springer, New York.

Cooper, N. and Frain, J. (2017) *ABC of Clinical Reasoning*. Wiley, Oxford.

Croskerry, P. (2009) A universal model of diagnostic reasoning. *Academic Medicine:*

Journal of the Association of American Medical Colleges, 84(8),1022–1028. DOI: 10.1097/ACM.0b013e3181ace703. PMID: 19638766.

Durning, S.J., Costanzo, M., Artino, A.R. Jr. *et al.* (2013) Functional neuroimaging correlates of burnout among internal medicine residents and faculty members. *Frontiers in Psychiatry*, 4, 131.

Fernandez-Sanchez, J.C., Perez-Marmol, J.M., Santoz-Ruiz, A.M. *et al.* (2018) Burnout and executive functions in Palliative Care health professionals: influence of burnout on decision making. *Anales del Sistema Sanitario de Navarra*, 41(2), 171–180.

Frost, P.J. (2003) *Toxic Emotions at Work: How Compassionate Managers Handle Pain and Conflict.* Harvard Business School Press, Boston.

Iannello, P., Mottini, A., Tirelli, S. *et al.* (2017) Ambiguity and uncertainty tolerance, need for cognition, and their association with stress. A study among Italian practicing physicians. *Medical Education Online*, 22(1), 1270009. DOI: 10.1080/10872981.2016. 1270009.

Kern, S., Oakes, T.R., Stone, C.K. *et al.* (2008) Glucose metabolic changes in the prefrontal cortex are associated with HPA axis response to a psychosocial stressor. *Psychoneuro endocrinology*, 33(4), 517–529.

Kim, K. and Lee, Y.M. (2018) Understanding uncertainty in medicine: concepts and implications in medical education. *Korean Journal of Medical Education*, 30(3), 181 –188. DOI: 10.3946/kjme.2018.92. Epub 2018 Aug 27. PMID: 30180505; PMCID: PMC6127608.

Mamede, S., van Gog, T., van den Berge, K. *et al.* (2010) Effect of availability bias and reflective reasoning on diagnostic accuracy among internal medicine residents. *JAMA*, 304(11), 1198–1203.

Maslow, A.H. (1954) *Motivation and Personality.* Harper and Row, New York.

McBee, E., Ratcliffe, T., Picho, K. *et al.* (2017) Contextual factors and clinical reasoning: differences in diagnostic and therapeutic reasoning in board certified versus resident physicians. *BMC Medical Education*, 17(1), 211.

Nijstad, B., De Dreu, C.K.W., Rietzschel, E.F. and, Baas, M. (2010) The dual pathway to creativity model: creative ideation as a function of flexibility and persistence. *European Review of Social Psychology*, 21(1), 34–77.

Norman, G.R. and Eva, K.W. (2010) Diagnostic errors and clinical reasoning. *Medical Education*, 44, 94–100.

Riskin, A., Erez, A., Foulk, T.A. *et al.* (2013) The impact of rudeness on medical team performance: a randomised trial. *Paediatrics*, 136(3), 487–495.

Stenfors, C.U., Hanson, L.M., Theorell, T. and Osika, W.S. (2016) Executive cognitive functioning and cardiovascular autonomic regulation in a population-based sample of working adults. *Frontiers in Psychology*, 7, 1536.

van den Berge, K. and Mamede, S. (2013) Cognitive diagnostic error in medicine. *European Journal of Internal Medicine*, 24, 525–529.

Wayne, S., Dellmore, D., Serna, L. *et al.* (2011) The association between intolerance of ambiguity and decline in medical students attitudes toward the underserved. *Academic Medicine*, 86(7), 877–882.

セルフケアの実践

スザンナ・ヒューイット[原注1]，サラ・ニコラス[原注2]，

アンナ・フレイン[原注3]

概　　要

・医師は自己批判的になる傾向があり，成功よりもネガティブな出来事を思い出す傾向がある。

・医療におけるキャリアを通じてレジリエンスとウェルビーイングを維持し，患者安全を確保するためには，自己認識と省察的実践（reflective practice）を向上させることが極めて重要である。

・個人的な欲求と解決策はキャリアサイクルの中で変化し，段階ごとに異なるアプローチが必要となる。

・ワーク・ライフ・バランスの達成は容易ではなく，これを達成するための能力はキャリアを通じて変動する。

・個人的な危機，苦情，否定は臨床におけるレジリエンスに影響を及ぼすが，これを認識して管理することが可能である。

・セルフケアの実践と省察的実践を研修プログラムに組み込むべきである。

はじめに

どういうわけか，成功とは人の助けを必要としないことである，と私たちは考えるようになってしまった。私たちの多くは，支援の手を差し伸べることには積極的であるが，自身が必要なときに支援を求めることには非常に消極的である。あたかも世界を「支援を提供する者」と「支援を必要と

原注1）Susanne Hewitt, Emergency Medicine, University Hospitals of Derby & Burton NHS Foundation Trust, UK

原注2）Sarah Nicholls, Emergency Department, Queens Medical Centre, Nottingham, UK

原注3）Anna Frain, University of Nottingham, Graduate Entry Medical School, Derby Specialty Training Programme for General Practice, UK

する者」に分けてしまったかのようである。実際には，我々はみな両方に
当てはまる。

——Brene Brown

　医師として有能であるには，身体的なウェルビーイングと最適な認知的パフォーマンスが必要である。このことは古の時代から認識されていた（Box 4.1）。精神的および身体的な能力はキャリアの過程で自然と低下していくが，その低下は臨床経験の蓄積（「知恵」）によってバランスが保たれる。これに関連して，医療労働にはストレスが多いという特徴があることから，自身のレジリエンスを維持していくことが重要となる。臨床におけるレジリエンスは，キャリアを通じて向上させ，積み上げることが可能である。本章では，個人としても医療専門職としても役立つセルフケアの実践方法について考察する。

Box 4.1　医者よ，汝自身を治せ（??）
　以下は医師の義務である。第一に，…（中略）…自らの心を癒し，誰か（他の人）に与える前に自らに援助を与えること。
　——アテネの医師の墓碑銘，西暦 2 年

　患者のケアの秘訣は，患者をケアしながら自分自身をケアすることである。
　——1995 年，Lucy Candib による解釈

■ 自己批判的ではない自己認識をもつ

　有能な医師は自らの長所と短所を特定することができる。知識と実践的スキルにおけるギャップを見出すことで，臨床成績を改善するためのさらなる教育と学習が容易になる。省察（reflection）は，自信，技能，そして最終的には患者安全，の改善に役立つ有用なツールである。
　生来自己批判的であると思われる成績優秀者にとって，医療という専門職は魅力的なものである。ネガティブなセルフトーク[訳注1)]は自信を徐々に削ぎ落とすことになり，「十分ではない」という思い込みを強化する。これはときに「インポスター症候群[訳注2)]（imposter syndrome）」と呼ばれる（Box 4.2 参照）。

訳注 1 ）頭の中で自分自身に言う言葉のこと。

> **Box 4.2　インポスター症候群**
>
> 　インポスター症候群という用語は，1970 年代に心理学者の Suzanna Imes と Pauline Rose Clarence によって初めて使用された。この用語は DSM-5（Diagnostic and Statistical Manual of Mental Disorders）の指示用語としては認められていないが，一般的に用いられている。70%の人が一生に 1 度経験すると示唆されている。この用語は，他者が認識しているほど自分は優秀ではなく，そのことがいずれ「ばれてしまう」と考える感情を表している。
>
> 　特徴として以下のものがある。
> ・自己懐疑的となる
> ・自身の能力や技能を現実的に評価できない
> ・成功の原因を外的要因に帰する
> ・自身のパフォーマンスが低いと怒りを示す
> ・期待に応えられないのではないかと恐れる
> ・成果をあげることに躍起になりすぎる
> ・自身の成功を妨害する
> ・非常に高い目標を設定し，達成できないと失望する
> 　出　典：What Is Imposter Syndrome?　by Arlin Cuncic, May 01, 2020. https://www.verywellmind.com/（2021 年 3 月 21 日アクセス）に基づく

　医療従事者は，自分はその役割に適合していないと感じ，また自分は劣っていて，与えられた職責を果たすのにふさわしくないと誰かに気づかれ，自分の不適格さが「ばれてしまう」のではないかと感じることがある。誰にとってもそうであるが，物事がうまくいかない場合には，自己批判的ではなく，自己認識的であることが重要である。

　表 4.1 に自己批判と自己認識の主な相違点を明確にするための例を示す。自己認識と自己批判の違いを認識することが，健全なレジリエンスの鍵となる。

　自己批判的なセルフトークはネガティブな側面を増幅する可能性がある。それにより自尊心が低下することがあり，将来新しいことを試みたり，さらなる学習の機会を求めたりする可能性が低くなる。例えば，20 年前に起こしたエラーのようなネガティブな経験を引きずるパターンでは，それ以降に経験した患者からの

訳注 2）仕事において成功しているにもかかわらず，自分自身を過小評価してしまう心理状態のこと。

表4.1　自己批判と自己認識の比較

事象	自己批判	自己認識
就職活動で不採用になった	「自分が力不足なのは分かっていた。応募するんじゃなかった。恥ずかしくて仕方がない。自分より他の人の方がはるかに優秀に違いない」	「がっかりしたけれど，大丈夫。誰もが自分の仕事を選べるわけではないことは理解している。これからも頑張っていこう。これは私自身の価値を反映した結果ではないのだ。採用されなかった理由を振り返れば，次回の改善に役立てられるはずだ」
実践的な課題で何度も失敗した	「私はこれが大の苦手だ。進歩することは絶対にないだろう。他の人はみな簡単にやっているのに，情けない。私はこのキャリアに向いていないのかもしれない」	「何を見落としているのだろう？　どこが間違っているのだろう？　誰が助言してくれるだろうか？　もっと簡単にできるようにより多くの実践を積むには，どうすればよいだろう。必ずやってみせる」
職場でミスをした	「私の上司やチームは，私が業務をこなせていないことに気づくだろう。私には十分な実力がなかったことに気づくだろう。私のキャリアは台無しだ」	「私はヒューマンエラーを起こした。私は何を学んだか？　このようなことが二度と起こらないようにするには，どうすればよいだろうか。私と同じミスをしないように同僚を助けることはできないだろうか。できるとすれば，どうすればよいか。このミスは私の可能性やキャリアを制限するものではない」

感謝や難しい診断を正しく下せたことなど，複数のポジティブな経験よりも昔のネガティブな経験の方を重要な出来事として思い起こしてしまう。ネガティブバイアス（negativity bias）の概念については，第3章で詳しく検討する。

　逆に，自己認識によって，何が起きたかについてと，医療従事者がそれらの状況からどのように学習して前進できるかについて，に焦点を当てより客観的な視点から事象の省察を行うことが可能になる。そうすることで自信がつき，医療専門職として活躍できるようになる。Mannら（2009）はシステマティックレビューの中で，自己認識を構築するための省察的実践の重要性を，自身の実践を自らモニタリングして自己規制するツールとして論じている。特に教育能力のあるメンターと協力して，実践について定期的に省察を行うことで，能動学習が促進され，適性が維持される。我々は評価と再検証を通じて，省察的実践家（reflective practitioner）として成長していくのである。ポートフォリオは，進捗状況を省

察し，経験の意味を理解するのを助ける目的で用いられる方法である。省察の内的プロセスも重要である。Box 4.3「Schon[訳注3] の省察のサイクル」では，実践の中と実践の後で省察を行うことを奨励している。

キャリアサイクルを通じたレジリエンス

閾値理論（threshold theory）（Land *et al.*, 2016）とは，人生のさまざまな段階を経て，その結果生じる課題を，一連の移行としてとらえ，慣れ親しんだものを捨て，奇妙で新しい領域へと進んでいくことを意味する。これを正常なプロセスとして理解することは，内在する不安を管理するのに役立ち，充足と成長を可能にする。以下に示す臨床キャリアの各段階を経ていくことが移行の例である。

・医療分野の学生
・資格取得後最初の 5 年間
・実績を積んだ医療従事者
・最後の 5 年間

医療分野の学生

学生時代に良好な習慣（例，ワーク・ライフ・バランス，健康的な食事，良好な睡眠パターン）を身に付けることは，キャリアを通じてレジリエンスの優れた基盤となりうる（第 5 章参照）。Matthew Walker は著書『睡眠こそ最強の解決策である（*Why We Sleep*）』（2017/2018）の中で，学生の睡眠が一晩でも損なわれると，新しい情報を吸収して短期的および長期的に保持する能力が損なわれる可能性があると記載している。さらに，睡眠不足は気分の乱れや食習慣の変化につながる可能性もあり，例えば，高カロリーの砂糖入りスナックなど質の低い食品を選ぶ可能性が高くなる。Walker は，健康な生活を送るには，前もって計画を立て，十分な「睡眠の機会」を確保することが絶対的に不可欠と論じている。

回復につながる習慣を身につけ，学業面の要件と個人的な欲求のバランスをとることで，レジリエンスの高い状態を維持し，バーンアウトになりそうなときにうまく対処できる可能性が高まる。Maslow は欲求 5 段階説の中で，人が最大限

訳注3）省察的実践の概念を提唱した，米国の哲学者。元マサチューセッツ工科大学教授。

Box 4.3　省察的実践家。専門家は行為の最中にどう考えるのか	
行為中の省察（Reflection in action） （事象が起こっている時点）	経験そのもの その事象の発生中にそれについて考える その時点でどのように行動するかを決定する 直ちに行動する
行為に関する省察（Reflection on action） （事象が起きた後）	起こったことに対して省察する また同じことが起きた場合に行動をどう変え たらよいかを考える 省察を行った者の経験の学習から得られた新 たな情報や理論的観点を用いて感情や行動を 処理する

出典：Schon（1983）©1984, Basic Books

仕事から離れるときにすべきこと

　セルフケアの一環として，毎日または各勤務時間帯の終わりに仕事をきっぱり
と切り上げることが重要である。また，仕事のネガティブな面ではなく，ポジテ
ィブな面に集中するよう努めるべきである。
　これを実現するのに役立つ提案を以下に示す。
各勤務時間帯の終了時に，

・短い時間を作って，その日のことを振り返る
・自身の業務と自身が提供したケアに誇りをもつ
・起こった困難なことを 1 つ思い出して，そのことへの執着を捨てる
・小さな出来事でもいいので，起こった 3 つのポジティブな出来事について考え
　てみる。患者から「ありがとう」と言われたり，同僚からの笑顔，診断が適切
　に行えたなど
・同僚の様子を確認して，問題がないことを確認する
・自分は大丈夫か？　大丈夫ではないなら，誰かに相談したり，助けを求めたり
　する必要はないか？　このことを自問する
・必ず家に帰ってリラックスし，仕事のことを忘れる

a poster 'Going Home Checklist', Salford Care Organisation, Northern
Care Alliance and Practitioner Health Programme presentation より引用

図 4.1　セルフケアのチェックリスト
出典：Designed by Doncaster and Bassetlaw Teaching Hospitals.

の能力を発揮するために満たすべき基本的な要件を示している（第3章の図3.3を参照）。研修の要件によっては, 最も基本的な生理学的欲求さえ満たされないことがあり, 例えば, 試験勉強中に食事を摂らないことで成績が下がったり, 心身を回復させるための活動の予定が無視されたりする。小旅行の計画を立てたり, 友人とくつろぐなどの活動は, 非常に貴重なものとなりうる。学生も医療専門職も同様に, 基本的な欲求が満たされれば, はるかに優れたパフォーマンスを発揮し, レジリエンスが高まり, 複雑な問題に対処できる可能性が高まる。

ネガティブな対処方略を避ける

　統計から, 医療従事者が採りがちな否定的な対処方略について憂慮すべき実情が示されており, その一つに薬物およびアルコールへの依存が平均より高いという傾向がある。我々がネガティブな対処方略を採用すると, 臨床的パフォーマンス, 患者のケア, 医療従事者としての自信にネガティブな影響が生じ, 精神衛生上の問題の増加につながる可能性がある。表4.2に, いくつかのポジティブおよびネガティブな対処方略の概要を示した。

　不良な対処方略につながるストレスの体系的な原因については, 後の章で考察する（第6章, 第7章, 第8章）。しかし, 省察的で自己認識的な医療従事者として, 我々は, うまく対処できていないときとはどんな状況か認識しようと試みることができる。ストレスに対処するために目を向けることのできる単純な要因は数多く存在する。

・睡眠
・食事
・運動
・割り当てられた年次休暇の取得
・社会的ネットワークの維持
・省察的実践（例：Balint グループ［Box 4.4 参照］）への取り組み
・メンタリング

　現代医療の臨床業務にはチームワークが求められるが, 研修はこれをうまく身に付ける機会である。仲間の研修医は, 必要なときに相互に助け合う生涯の同僚になる（Box 4.5 参照）。研修中や研修終了後の過度の競争は, チームワークを阻

表 4.2 キャリアを通じたポジティブおよびネガティブな対処方略の概要

	発展させるべきポジティブな対処方略	回避すべきネガティブな対処方略
医療系の学生	回復につながる行動 前向きな習慣を身に付ける 学習グループ ピアサポート 計画と準備 優れた学習法を学ぶ	悪い方向への睡眠パターンの変化 競争
最初の 5 年間	助けを求める 自分の限界を認識する チームとして活動する 省察的ポートフォリオを用いる 臨床および教育の監督者とコミュニケーションを取る	すべてを土壇場でこなそうとする
経験豊富な医療従事者	メンターを見つける 敬意の心を養う ネットワーク 学ぶ準備をする 自身のペースに合わせる 「No」と言えるようになる ウェルビーイングに目を向ける 自分の特別な関心事を発展させる	
最後の 5 年間	事前に計画を立てる 健康上の問題を認識する 所属する組織と協力する 引継ぎ計画 財務計画 業務負荷／責任を徐々に軽減する 退職後の機会を開発する 教示／メンタリングを検討する	長く職に留まりすぎる 心身の健康が脅かされているときの早期退職を避ける

害し，最終的には患者安全をも阻害する。

Box 4.4　バリント（Balint）グループ

　Balint グループは，1950 年代に英国で精神分析医 Michael Balint の研究成果に基づいて発足した。医師が自身の診療について省察を行うための効果的で安全かつ守秘性の高いサポーティブな環境を提供する。さまざまな医療専門職が 6 〜 10 名のグループに分かれて最大 90 分間のミーティングを行い，1 人または 2 人のファシリテーターをおいて事例についてディスカッションをする。医師患者関係の感情的な側面を探求し，理解の向上を試みる。Michael Roberts は，20 年間にわたりこ

のミーティングを行ってきた自身のグループでの議論について記載しているが，その内容は次下のように多岐にわたる：「難しい」患者，エラーを起こすこと，ワーク・ライフ・バランス，個人的な危機と病気，オフィスでの難題，医学を学ぶ者，「システム」，実践の喜び，自身の患者との関係の独自性。

出典：Roberts（2012）に基づく

Box 4.5　協働（Collaboration）

医学教育機関の雰囲気は競争的であることが多く，よくてチャレンジングと感じるか，最悪の場合は疲れ果て疑念を抱くようになることもある。学生同士で一緒に仕事や学習をすることを選択することで，この競争を協働に変えることができる。学習目標をグループの各メンバーがそれぞれ研究するトピックに分け，それからグループを再編成して相互に教え合う取り組みとすることが有用であろう。クエスチョン・バンクを使用して相互にテストをするなど，試験をまねた方略を用いることが，単にコース教材を複数回読むよりも復習方法としてはるかに効果的であることが証明されている。

出典：Roediger and Butler（2010）に基づく

資格取得後最初の5年間

どれだけ準備万端の卒業生でも，新たに資格を得た医師として職場に入ることは非常に困難な経験となる可能性がある（Box 4.6参照）

Box 4.6　1年目の研修医

医師になって最初の1年は，キャリアの中で最もチャレンジングだと聞いていた。しかし，医師研修を受ける前に何年か医療に従事していた大学院生である私は，これは単純な移行であると安易に考えていた。しかし実際には，仕事量，労働時間，そして何よりも自分の自信について，私は悩むことになった。医学校では，自信がないときでも自信があるような態度をとるようにOSCE（客観的臨床能力試験）を通じて教えられる。そのせいか私は，人から仕事に自信がないように見えて助けを必要とする状況になると，自分が何か失敗したかのように考えるようになったと思う。実際には，患者の世話をするという重荷が自分だけの肩にかかっているわけではなく，困っているときに助けを求めることが医療従事者に求められる最も重要な

行為の一つであることを知ると，その途端に状況は改善し始めた。自分のことを自己の能力を示さなければならない人間と考えるのではなく，自分はチーム内で最も若手のメンバーであるということ，そして，たとえすべての答えを知っていなくても，すべての問題を一人で解決することができないとしても，何ら問題はないということを理解するようになった。自分の能力の限界を認識し，サポートが必要なときに声を上げることに自信をもてるようになれば，患者にとってはるかに安全な環境が構築されるはずだ。

—1年目の研修医

英国では，新たに資格を得た医師には教育監督者が付き，研修のサポートをしている。研修中の医師はePortfolio（電子ポートフォリオ）の作成に取り組み，教育監督者は研修医の進捗状況について定期報告を行う。臨床監督者は進捗状況の観察と評価も行う。メンタリングとピアサポートネットワークが非常に有益となりうる。学生から正看護師に移行する看護師にとって，新しい役割と責任に慣れるまでは困難な時間になりうるという認識がある。ある事例研究（Whitehead et al., 2016）では，この移行をサポートするプロセスとしてのプリセプターシップが実証されている。

ワーク・ライフ・バランス

臨床ケアに従事しながら適切なワーク・ライフ・バランスを達成することは，極めて困難になる場合がある。これについては第2章で詳細に検討している。医師には「治癒への無意識のモチベーションが，仕事への容赦ない衝動に向けられる」傾向があるかもしれない（Ballatt et al., 2020）。これは不健康なワーク・ライフ・バランスにつながる可能性があり，セルフケアが必ずしも適切に優先されるとは限らない。ウエルネスの輪（Wellness Wheel）は，生活，仕事，外的要因の間での生活のバランスについて省察を行う1つの方法であり，図4.2にその一例を示した。

キャリアや私生活が変化するにつれて，そのバランスも変化していく。例えば，介護が必要な若い家族や親がいると，ワーク・ライフ・バランスを変えなければならなくなることがある。Box 4.7に，省察を用いてワーク・ライフ・バランスを向上させた一例を示した。

ワーク・ライフ・バランスはしばしば医師が専門分野を選択する際の指針になる要因であると，Caroline Elton（2018）は解説している。

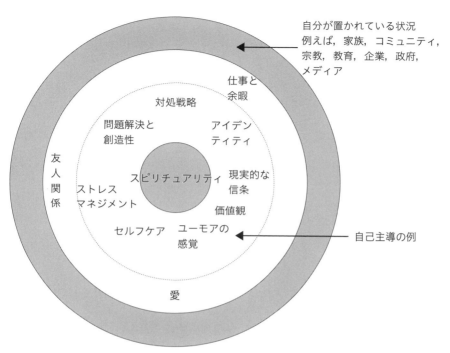

図 4.2　ウェルネスの輪（Cooper N, 2020）出典：Myers et al.（1998）より改変

「今日，新たに資格を得る医師たちは，自分の家族を犠牲にしてまで自分の
人生を患者のために捧げようとする意思が，かつての医師たちと比べて少
なくなっている。ワーク・ライフ・バランスの問題は，医師の専門領域の
選択に関して，以前よりも大きな影響を及ぼしている」

彼女は米国医科大学協会の医学教育部長の言葉を引用している。

「ミレニアル世代の医師たちは，過去の世代の医師たちと比べて，収入の一
　部と引き換えに自分の勤務時間をよりコントロールしようとする傾向が
　強いようである」

　彼女は「役割の逆転（role reversal）」についても説明している。そこでは，自
分は患者とは違うのだと感じるように学生は教化され，医師であると同時に患者
であることが非常に困難になってしまう可能性がある。これは，医師が身体的問
題と心理的問題の両方についてサポートを受けるのを遅らせることにつながり，

その結果として事態が悪くなる可能性がある。

　2020年のCOVID-19のパンデミックを受けて,医療従事者と介護者には,良好なワークライフバランスが必要であるという認識が高まった。医療従事者をサポートするためのツールが開発されており,例えばノッティンガム大学(University of Nottingham)のツールキットなどがある(「参考文献」のセクションを参照)。

Box 4.7　一場面（ポジティブな対処方略）

　ある年のクリスマスに,母が私と兄弟全員にきれいなノートを買ってくれた。それは私たちの「ハッピーボックス：幸せの箱（Happy Book）」で,その日に起こって私たちを笑顔にしたことをすべて書き留めるよう,母は話してくれた。それが習慣になるまでには少し時間がかかったが,今では,褒められたことや大声で笑ったことなど,幸せに感じたことは何でも定期的に書き留めている。ほんの2分ほどで書けることだが,これほど簡単なことからは予想できないほどに,私の精神的なウェルビーイングに強い影響を与えてくれている。私は今,自分のノートに書ける良いことを探して日々を過ごしている。私は毎日のようにポジティブな出来事に気づき,実際にその瞬間を自分のものとして体験している。それはマインドフルネスの一種ではないかと思う。書き留めているときにポジティブな瞬間をもう一度体験し,後でちょっとした元気づけが必要になったときにノートを読み返して,そこでまた追体験をしている。誰もがハッピーボックスを持って人生を送るべきだと思う。ありがとう,お母さん！

■ 実績を積んだ医療従事者

　あなたはついにやり遂げた！　専門医,一般医,上級看護師,メディカル・スタッフとして新たな役割を担うことになったのだ。おめでとう。あなたは今,自らの職業人生における重要な転換期を迎えようとしている。そこで,将来を見据えて,自身のキャリアを3つの段階に分け,それぞれの段階を数年かけて発展させることを考えるのが有用であろう。そして自分のペースで進んでいこう！

・自身の役割を確立する
・自分の特別な関心を発展させる
・エキスパートになる

　あなた（および同僚）は，キャリアのあらゆる段階において提供できる価値あるものを持っている。一人立ちできるようになったら，自分の振る舞いによって最も大きな尊敬が得られるようになるということを覚えておこう。悪い評判はすぐに立ち，払拭するのが難しいことがある一方で，よい評判は労力に伴い，長く続いていく。

　あなたは多くのことを知っているが，学ぶべきことはさらにたくさんあり，助けを求めても問題はない。肩の荷を下ろせる安全な場所として，信頼できる人物を探そう。人脈作りと所属している組織がどのように機能しているかを学ぶこと，に焦点を置こう。

　チームを指揮するのはこれが初めてかもしれないが，よい聞き手になることで，より多くの成果を上げることができる。あなたに課される新たな責任は，あなたに，刺激を与え，挑戦し，教え，動機づけをし，エンパワーする機会をもたらす。寛大であれ―誰もが当たり前のことではなく，感謝されていると感じられるようにすること。

　自分の身体的および精神的なウェルビーイングを優先すること。圧倒されたときに「No」と言う方法など，困難な状況に対処するための方略を学習することを受け入れよう。

　何年かすれば，あなたも新しい同僚を歓迎する側にいるだろう。そのとき，自分がどのように感じたかを思い出し，自分が提供できるサポートをはっきりと示し，自分が学んだことをすべて惜しみなく伝えるようにしよう。そうすれば，あなたは思慮深い人だと思われるだろう。

医療が期待どおりに進まない場合：第２の被害者

　医療専門職としてのキャリアの中では，自身や同僚が苦情，訴訟，検死，あるいは深刻な事案の捜査に巻き込まれることもあるだろう。それがすでに経験済みのことなら，それはどのように感じられ，何が助けになり，何が事態を悪化させたか？　その出来事は好ましい結果と質の改善につながったか，それとも消すことのできない傷跡を残したか？

　Albert Wu は 2000 年に「第２の被害者（second victim）」という用語を考案し，予期しない患者の有害事象や医療上のエラーに巻き込まれ，その事象によって心的外傷を負った医療従事者と定義した。

　最初に見当識障害，解離，興奮，不安，気分の落ち込み，判断力の低下，錯乱，健忘などの複合的な症状を経験することがある。これらはすべて急性ストレス反

応の特徴として認識されている。これは予想される反応であり，極めて正常な反応であるということを認識することができるだけでも，助けになる可能性がある。

　ネガティブな思考が数日から数週間続くことがあり，羞恥心，罪悪感，怒り，および自己懐疑の感情とともに，その出来事を再体験することもある。適切なサポートがあれば，時間の経過とともにこれらの感情は収まっていくが，特に訴訟などのプロセスが長引く場合には，心的外傷の再発が繰り返される可能性がある。1カ月以上持続する思考は，心的外傷後ストレス障害（PTSD）を示唆している可能性がある。

　人がサポートを必要とするのはごく普通のことであり，信頼できる同僚，家族，友人と話をすることが助けになる場合もある。自分の感情を抑圧する，防衛的な医療を行う，提案を拒むなど，役に立たない行動を認識すること。患者やその家族と有害事象について話をすることを考えると不安になるかもしれないが，これは内面の解決に向けた前向きな一歩となる可能性がある。

　苦痛を感じている同僚がいるとき，どうすれば助けられるか分からないかもしれない。しかし，単にその同僚がどうやって対処しているのかを尋ねること，つらい経験をしたことを認めること，自分の考えをあなたと共有してくれたことに感謝を示すこと，それ自体が治療になるかもしれない。ただし，あなた自身の経験や「戦いの話」を共有する際には注意が必要である。信頼できる経験豊富な同僚が有害事象を経験したという話を聞くことは，苦痛を感じている同僚には役に立つかもしれないが，あなたの第一の役割はよい聞き手になることであり，同僚が直面している困難を比較によって軽減することではない。「乗り越えろ」とは言わないようにし，また，もっと悪いことがあるなどとは言及してはいけないことを忘れてはならない。

　有害事象が発生して，それにより苦痛が生じる可能性があり，実際に生じるであろうと認識するところから，チーム，部門，医療施設に対するサポート体制は始まる。上級スタッフには，調査または症例検討のプロセスを理解して標準化する責任があり，自身のアプローチにおいてロールモデルとしての役割を果たすことで，同僚たちが安心してそれらの事象を検討でき，建設的かつ創造的に機会から学ぶことができるようにする責任がある。

■最後の5年間

　最後の5年間には独自の課題がある（表 4.3 参照）。

外科医を対象としたカナダの研究では，以下のように要約されている。

「大半の外科医は，手術患者のケアを徐々に減らしていき，専門職への継続
　的な貢献とのバランスのとれた若手医療従事者の雇用機会の創出を可能
　にするような退職計画を確立することを望んでいる」

　臨床経験を若手の医療従事者と共有することは，彼らにメンタリングを行う上
での貴重な要素となりうる。段階的な変更，セッション回数の減少，チームの若
手メンバーへの責任の移譲などによって，キャリアを延長できる可能性がある。
　2015 年に発表された北欧の研究では，高齢に伴う情緒的消耗感，訴訟への恐
怖，職場での孤立感が GP 診療でよくみられることが明らかにされた。死亡年齢
が退職年齢に依存しているという統計は驚きである。
　Caroline Elton は，医師の場合，職種が自分に明らかに合っていない場合でも，
その職を離れることがどれほど困難であるかということ，そのことが医師に大き
な実害をもたらす可能性があること，を解説している。このことは，「早期退職し
た医師は軽蔑されることが多い」と題したカナダの研究にも反映されている。と
きに医師が早期に退職せざるを得ない場合もある。患者だけでなく，自身や家族
にとっても最善のことを行う必要がある。
　最後の 5 年間を最も前向きに過ごせる方法を見つけることは，早期退職を防ぐ
のに役立つ可能性がある。早期退職しないことの便益としては，患者ケアの改善，

表 4.3　最後の 5 年間

安全かつ健康に業務を継続できるだけの良好なワーク・ライフ・バランスを達成できているか？
バーンアウトを感じたことはあるか？　あまりに早く退職してしまうと，知恵と経験を無駄にして，後でその決断を後悔するかもしれない
自身の役割で重視する要素を変えることを望んでいるか？　臨床業務を減らし，学問や教育への取り組みを強化したいと考えているか？
自分の後任者を探して，退職時の歯科医／理学療法士／医師としての業務の安定性を確保しているか？
考慮すべき具体的な健康上の問題はあるか？
若手の医療従事者と知識や経験を共有しながら業務負荷を軽減する最善の方法は何か？
女性医師の場合，ガラスの天井や閉経などの付加的な要因に取り組んでいるか？

表 4.4　医師の退職計画に関するシステマティック・レビュー

早期退職に つながるもの	過度の 業務負荷	不良な健康状態	仕事に対する 満足度の低さ		
計画的／ 遅延的退職に つながるもの	強固なワーク アイデンティ ティ	キャリアの 満足度	組織の柔軟性	経済的な義務	
継続的な実践をサ ポートする方略	柔軟な 勤務時間	業務上の障害を 最小限に抑える	仕事の満足度を 高める	ファイナンシャ ル・プラニング	医師の健康
将来の研究 および方略	医師の勤務時 間の柔軟性に よる影響	責任の 段階的削減	財務計画のため のリソース		
退職後の 有意義な活動の 創出	退職のための リソース ツールキット	教育セッション	キャリアを 通じた財務計画	退職後の機会	ピアレビュ ー, 教育, メ ンタリング

個人の満足度の向上，若手の医療従事者を奨励・サポートする能力での貢献，などがある。

　最後の５年間の医療従事者をサポートするために，個人や組織がどのように効果を発揮できるかついての有用なヒントを表 4.4 に示した。

結　　　論

　セルフケアは優れた医療従事者に必須の要素であるが，我々はこれを優先できないこともある。キャリアの各段階で生じるさまざまなプレッシャーについて理解し，自分のことを気に掛けるための独自の手段を複数もっておくことで，より長く続く満足のいくキャリアを築くことができる。人は誰しも助けやサポートを必要とすること，事態がうまく進まないこともあるということ，を受け入れるとともに，他者をサポートするために心を開き，その準備ができていることは，健全でサポーティブな労働環境の構築に役立つ。

参考文献

Ballatt, J., Campling, P. and Maloney, C. (2020) *Intelligent Kindness. Rehabilitating the Welfare State*. Cambridge University Press, Cambridge, UK.
Coyle, D. (2009) *The Talent Code*. Arrow Books, Bantum, New York.

Elton, C. (2018) *Also Human: The Inner Lives of Doctors*. Windmill Books, UK.

GP-S. Available at: https:/www.gp-s.org.

Land, R., Meyer, J.H.F. and Flanagan, M.T. (2016) *Threshold Concepts in Practice*. Sense Publishers, Rotterday, Taipei & Boston.

Mann, K. *et al.* (2009) Reflection and reflective practice in health professions education: a systematic review. *Advances in Health Sciences Education: Theory and Practice*, 14(4), 595–621. PMID:18034364

Myers, J. E. (1998). *The Wellness Evaluation of Lifestyle Manual*. Mindgarden, Palo Alto, CA.

NHS Practitioner Help Programme. Available at: www.php.nhs.uk.

Phillips, A. and Taylor, B. (2010) *On Kindness*. Penguin, London.

Roberts, M. (2012) Balint groups: a tool for personal and professional resilience. *Canada Family Physician*, 58(3), 245.

Roediger, H. and Butler, A. (2011) The critical role of retrieval practice in long-term retention. T*rends in Cognitive Sciences*, 15(1), 20–27.

Hewitt, S. and Kennedy, U. (2020) EM-POWER: *A Wellness Compendium for EM*. Royal College of Emergency Medicine, London.

Schon, D. (1983) *The Reflective Practitioner. How Professionals Think in Action.* Basic Books, London.

Silver, M.P., Hamilton, A.D., Biswas, A. and Warrick, N.I. (2016) A systematic review of physician retirement planning. *Human Resources for Health,* 14(1),67. DOI: 10.1186/s12960-016-0166-z. PMID: 27846852; PMCID: PMC5109800.

Tod, D., Hardy, J. and Oliver, E. (2011) Effects of self-talk: a systematic review. *Journal of Sport and Exercise Psychology*, 33(5), 666–687.

Walker, M. (2017) *Why We Sleep*. Penguin, UK.

Website for University of Nottingham Toolkit. Developed During the Covid Crisis. Available at: https://www.nottingham.ac.uk/toolkits/play-22794

Whitehead, B., Owen, P., Henshaw, L. *et al.* (2016) Supporting newly qualified nurse transition: a case study in a UK hospital. *Nurse Education Today*, 36, 58–63.

Wu, A.W. (2000) The doctor who makes the mistake needs help too. *BMJ*, 320, 726.

第 5 章

レジリエンスとウェルビーイングの生理学

カーラ・スタントン[原注1]

┗ 概　　要

・持続的なストレス下では，自律神経系，内分泌系，大脳皮質の機能が障害される。
・ストレスおよびウェルビーイングの最も感度の高いマーカーとして，心拍変動と心拍コヒーレンスがある。
・バイオフィードバック技術と科学的に妥当性が確認された自己調節法を組み合わせれば，ストレスによる生理学的なネガティブな影響をリアルタイムで軽減することが可能である。
・自己調節法を定期的に用いることで，生理学的なベースラインが新たにセットされ，長期的なレジリエンスとウェルビーイングを促進することができる。
・生理的なレジリエンスを促進する手法を卒前および卒後研修に組み込めば，バーンアウトの発生率を低減し，患者のアウトカムを改善できる可能性がある。

はじめに

　試験前の徹夜の疲れが取れない状態から，ハードな当直後の疲労まで，医療従事者なら誰もがストレスによる有害な生理学的影響を一度は経験している。

　ストレス反応の発生中に放出される何千もの神経化学物質は，短期的には助けになるが（例えば，衝突の警告音が鳴ったときに即時に行動を起こしたり，締め切りに間に合わせるために「徹夜」をしたりする），慢性的なストレスは，自律神経系，内分泌系および大脳皮質機能の障害につながる。

　一般に，ストレス反応およびリラックス反応は，不随意に調節されている。しかし，精神神経内分泌学，心臓神経学，バイオフィードバック技術などのいくつかの新しい研究分野では，これらの反応に対する理解が深まりつつあるほか，これらの反応に意識的に影響を与えてストレスによる有害な影響を軽減したり，生

原注1）Carla Stanton, Functional Medicine Doctor, Hertfordshire, UK

理的なレジリエンスやウェルビーイングを促進したりすることを可能にする方法が実証されつつある。

　本章では，ストレスとウェルビーイングを区別する重要な生理学的特性について学ぶ。また，医療の中での困難なときをうまく乗り切っていくために，レジリエンスの生理学的なベースラインを高める手法についても紹介する。

■ストレスとウェルビーイングの生理

　生命の維持に不可欠な無意識の生理学的プロセスの大半は，自律神経系によって調節されている。これは 2 つの相反する機序，すなわちストレス反応（交感神経系を介する）とリラックス反応（副交感神経系を介する）によって可能となっている。

　ストレス反応（「闘争・逃走」反応）は，短期的な生存のために環境的な困難に適応する機能で，人類に生来備わっているものである。リラックス反応（すなわち「休息・消化」または「摂食・繁殖」反応）は，長期的な生体機序を促進するもので，脅威が収束した後にホメオスタシスを回復させる。

　交感神経系が（ノルアドレナリン［NA］により神経化学的に）活性化されると，心拍数が上昇し，消化が止まり，より多くの血液が筋組織に向かうことで，身体的負荷（すなわち，走ったり戦ったりすること）に対処する身体の能力が最適化される。副交感神経系が（主に迷走神経を介してアセチルコリン［Ach］により）刺激されると，バランスの回復に働いて，維持，成長，修復が促進されるが，これは心拍数の低下と血液の中心部臓器への還流によって進行する（図 5.1）。

　ストレス反応は，視床下部－下垂体－副腎（HPA）系によって内分泌的に促進される（図 5.2 参照）。ストレス下では，視床下部から副腎皮質刺激ホルモン放出ホルモン（CRH）が分泌され，これにより下垂体前葉が刺激されて副腎皮質刺激ホルモン（ACTH）が産生される。副腎皮質にこのシグナルが伝わり，異化作用のあるグルココルチコイド（主にコルチゾール）が分泌される。ストレスが収まると，コルチゾールの産生が減少し，デヒドロエピアンドロステロン（DHEA）やオキシトシンなど，修復に不可欠な蛋白同化ホルモンの産生が亢進される。

　自律神経系と HPA 系の持続的な平衡作用を介して，生理学的機能が急速にストレスに適応し，困難な状況がなくなれば速やかにウェルビーイングの状態に戻る。

　人類学的な観点からすると，この機序は，20 万年前のヒトが直面していた重大ながら頻度の低いストレス（獲物の追跡や紛争下での戦闘など）によく適合している。しかし今日，現代生活において生み出されるストレスの様相は当時とは全

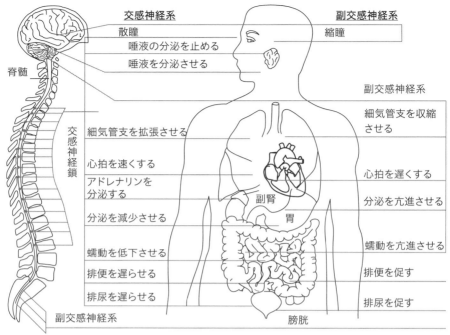

図 5.1　自律神経系による身体の主要臓器に対する支配と影響
出典：McCraty（2015）© 2020, HeartMath Institute

く異なり，この高度に洗練された機序に大いなる影響を与えている。

今日におけるストレスの生理学的影響

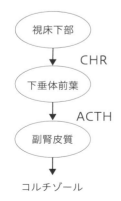

図 5.2　ストレス下での視床下部−
下垂体−副腎（HPA）系の活性化

　今日の社会では，ストレスはもはや重大ながら頻度の低い事象などではなく，小さなストレス要因が繰り返し発生している状況である。医療専門職にとって，医療のさらなる複雑化や患者の入れ替わりが激しいといった困難な状況は，ストレス反応が一日中活性化され続けることを意味する可能性がある。

　加えて，ストレスの生理学的影響は大脳新皮質で増幅される可能性もあり，その結果，自身のネガティブな思考によって現実世界の困難を著しく増大させることもある。過去の不快な出来事（例

えば，心的外傷につながる患者との出来事）を想起したり，これから先に起こるであろうストレスフルな出来事（例えば，人手が足りない状態で当直が続く）を想像したりすると，そのような思考だけでストレス反応を刺激してしまう。こうした事態の臨床例を Box 5.1 に示す。

Box 5.1　思考は生理機能にどのような影響を及ぼすか：身近なシナリオ

　ジョンは健康状態良好な 45 歳の配管工で，かかりつけ医による定期健診を受けたところ，血圧が 165/89 mmHg と高く，心拍数は 88 ／分であった。問診と診察では，これらの所見の理由が見つからなかったため（ジョンも不安を感じておらず，次の予約を早めようともしなかった），かかりつけ医は 2 週間，自宅で血圧を測定しつつ通院するようジョンに伝えた。自宅での測定値はすべて正常であった（平均 132 ／ 80 mmHg，心拍数 72 ／分）。かかりつけ医はジョンとさらに話をし，その結果，ジョンの状態は「白衣症候群（white coat syndrome）」であると結論づけた。ジョンの場合，血圧を測定してもらうたことによる「プレッシャー」がごく軽度のストレス反応を誘発し，心拍数と血圧の上昇につながった。このプレッシャーは非常に軽度であったため，ジョンが「ストレスを感じる」ほどではなかったが，それでも通常の生理学的状態には変化が生じて，心拍数と血圧が正常な生理学的ベースラインよりも上昇したのである。ジョンも医師も安心し，自宅で時々血圧測定を行うということで診療は終了した。

　過去のネガティブな出来事を思い出したり，将来またそれが起こるであろうことを予想したりするときは，それが現実であろうと想像上のものであろうと，有益であろうと無益であろうと，自律神経系と HPA 系が活性化し，下流での生理学的作用が誘発される。短期的には，その影響は小さく，インパクトも最小限である。しかしながら，長期的には，過去についての後悔の念や将来についての心配が頻繁に生じると，微妙ではあるが軽度のストレス状態に頻繁に陥ることとなる。

　何カ月にもわたって軽度のストレスが慢性的に誘導されると，生理学的ベースラインがシフトし，その結果，コルチゾール濃度と交感神経活動が高まった状態が「標準」になってしまう可能性がある。これは高度のアロスタティック負荷（high allostatic load）と呼ばれるもので，負荷の収束後もウェルビーイングの生理学的なベースラインに戻れなくなった状態を指し，最終的には生理学的な機能障害につながる。

チャレンジストレス（challenge stress）対脅威ストレス（threat stress）

　この関係が実際にどのようなものか理解できるように，図5.3に困難な状況（チャレンジ）とパフォーマンスの関係およびそれに対応する生理学的状態の概要を示す。

　困難な状況に直面した場合（例えば，新病棟に配属される），身体はエネルギーを消費する。交感神経系がわずかに活性化されると，副交感神経系が正常な活動状態（点A）から「健全なプレッシャー」がかかっている状態（点B）へと移行する。この状態では，副交感神経活動と交感神経活動の均衡が保たれている。新たな配属先での業務開始に例えるなら，これは「導入期間」に相当し，非常に効率的に学習ができる時期でもある。

　困難な状況が続くにつれて（例えば，病棟で単独での業務を始める），交感神経系が興奮した状態となり，「さらなる高み」に向かって，最適なパフォーマンスが発揮できる状態（点C）に到達する。新たな役割で成功を収めたときや，困難な状況とパフォーマンスの完璧なバランスが達成されたとき，例えば，自分の役割

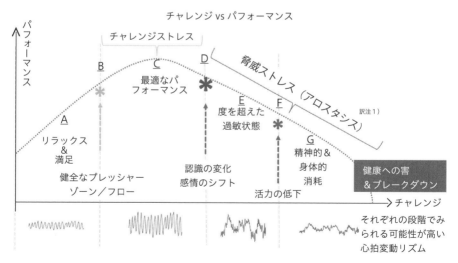

図5.3　チャレンジとパフォーマンスの関係
出典：Yerkes and Dodson（1908）and McCraty（2015）© 2020, HeartMath Institute.

訳注1）環境ストレスに対しての適応反応。

に必要な特定の臨床手技を上手くこなせるようになったと感じたときなどに，このフロー状態を経験することがある。この生理学的状態こそが，医療における過酷な業務が大きなやりがいであると感じさせるものであり，「チャレンジストレス」として知られている。

　困難な状況が持続すると（例えば，チームの人員が不足していて，その分を自分がカバーしなければならない），感情のシフトを感じる段階（点D）に到達する。ここでは，もはや困難な状況はやりがいのあるものではなく，困難な状況に圧倒されている状態である。身体の状態を元のバランスに戻さなければ（要するに点Aの状態に戻していく），身体は脅威ストレスの状態（点E）へと進んでいく。これは最初のうちは健康を損なうものではないが（実際，我々はこの状態でもかなりのパフォーマンスを出すことができる），重要なのは，かつては快感を覚える困難な状況であったものが，今では不快で恐ろしいものに感じられるという，感情のシフトが起きていることである。この感情のシフトによってHPA系の慢性的な活性化が引き起こされ，結果としてコルチゾールの血中濃度が上昇し，DHEAの濃度が低下する。この点Eの状態では，交感神経系が過度に興奮し，コルチゾール濃度が上昇して，度を越えた過敏状態，易刺激性，集中力低下，不安，欲求不満などの症状が生じる可能性がある。

　困難な状況が持続することで，最終的には自律神経系の調節が乱れ（点F），DHEAおよびオキシトシンの血中濃度がさらに低下する。この枯渇状態（活力的には自律神経系，内分泌的にはHPA系による）が，しばしば「バーンアウト」（点G）と呼ばれるものでる。これは内分泌と免疫の減少が複雑に絡み合った系であり，高いストレスが一定期間持続した後に身体的，精神的，情緒的な消耗感が生じる（De Vente et al., 2015）。

ストレスおよびウェルビーイングを測定する：心拍変動と心拍コヒーレンス

　自律神経機能の最も感度の高いマーカーの一つに心拍変動（Heart Rate Variability; HRV）がある。HRVは心拍数とは異なり，隣り合う心拍間の時間間隔の変動を測定したもので，自律神経系の活動およびキャパシティをリアルタイムに反映する指標である（図5.4）。

　HRVの役割が認識されたのは1965年まで遡ることができる。当時，胎児ジストレス（胎児仮死）に先立って，心拍数に変化が生じる前にHRVが低下するこ

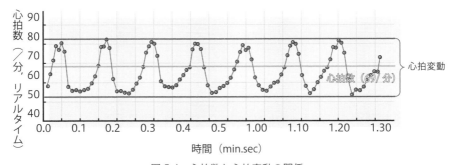

図 5.4　心拍数と心拍変動の関係
出典：HeartMath emWave Software より許可を得てスクリーンショット

とが観察された（Hon *et al.*, 1965）。今日では HRV は健康状態のバイオマーカーとして十分に確立されており，平均で年 3 〜 5 ％のペースで低下していく。年齢に比して HRV が異常に低いことは，全死亡を含めた将来的な健康上の問題の発生に関する強力かつ独立した予測因子である(Tuomainen *et al.*, 2005)。現在までに，いくつか横断研究により，抑うつや不安などの病態または反芻思考[訳注2]や自己批判などの行動がみられる個人では HRV が低下していることが実証されている。逆に，ウェルビーイングと HRV との間には正の相関がみられ，思いやりの実践などの感情を回復させる実践によって HRV が上昇することが複数の研究で示されている（Kirby *et al.*, 2017）。

　リズムの規則性もまた重要であり，これはコヒーレンス（coherence）として知られている。心臓のリズムが均一であるほど，よりコヒーレントな状態にあり，交感神経系と副交感神経系が至適なバランスで機能していて，DHEA ／コルチゾール比が至適な水準にあることを反映している（McCraty, 2015）（図 5.5）。

　よりコヒーレントである状態は，情緒的なウェルビーイングの改善，DHEA 濃度の上昇，健康への好影響と関連している（McCraty, 2015）。対照的に，コヒーレントではない（インコヒーレントな）パターンはアウトカムの悪化と相関し，夜勤の看護師など生理的に負担の大きい役割を担う職種において，HRV の調節異常とともに観察されている（Burch *et al.*, 2019）。

訳注 2）ネガティブな出来事を何度もくり返し思い出して悩み続けること。

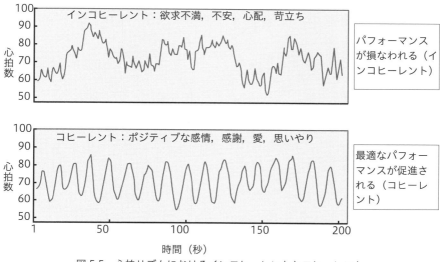

図 5.5　心拍リズムにおけるインコヒーレントとコヒーレント
出典：McCraty（2015）ⓒ 2020, HeartMath Institute

■ 大脳皮質活動の抑制と促進

　心拍リズムは，（副交感神経系の重要な構成要素である迷走神経を介して）大脳皮質機能にも影響を及ぼす。医療従事者にとって，このことは，脅威ストレスによって集中や臨床推論，コミュニケーションが損なわれるかもしれず，ひいては患者安全に影響が及ぶ可能性があることを意味している。これについては，迷走神経の大部分（80％）が求心性線維で構成されていること，すなわち心臓と脳の間でやり取りされる情報の大部分が上行性であることがその理由である。これは，心臓によって作り出されたリズムが中脳の扁桃体の活動に大きく影響し，ゆえに大脳新皮質に中継される情報にも大きな影響が及ぶことを意味する。

　脅威ストレスによって心拍リズムがインコヒーレントになると，扁桃体が活性化し，生存に有利な行動反応，免疫反応，神経内分泌反応が誘導される。また脅威ストレスの下では，そのインコヒーレントなリズムによって，知覚的，認知的，情緒的プロセスの「皮質抑制（cortical inhibition）」が誘発される（Kirby *et al.*, 2017）。これが「脳のフリーズ（brain freeze）」現象，すなわち急性ストレス（例えば，怒った親族から侮辱される）を受けたときに論理的に思考して明確なコミュニケーションをとる能力が阻害される（例えば，後で後悔することを言ったり，何も言えなかったりする）現象が起こる理由の説明である（図 5.6）。

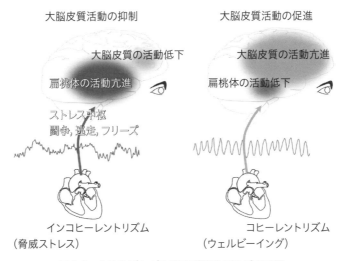

大脳皮質活動の抑制　　　　　　大脳皮質活動の促進

大脳皮質の活動低下　　　　　大脳皮質の活動亢進

扁桃体の活動亢進　　　　　扁桃体の活動低下

ストレス中枢
闘争, 逃走, フリーズ

インコヒーレントリズム　　　　　　コヒーレントリズム
（脅威ストレス）　　　　　　　　（ウェルビーイング）

図 5.6　心拍リズムが大脳皮質活動に及ぼす影響
出典：McCraty（2015）ⓒ 2020, HeartMath Institute.

　このことは，困難な環境で業務を遂行し，一貫して効果的なコミュニケーションを行い，臨床上の意思決定を安全に行う必要がある医療従事者にとって，極めて重要である。幸いなことに，脅威ストレスを受けているときに心拍リズムのコヒーレンスを改善して大脳皮質活動を促す簡単な手法が存在する。脅威ストレスの生理学的なネガティブな影響を軽減し，患者安全を促進するために，すべての医療専門職がこの手法を身に付けることを強く求める動きがある。

変化をもたらす：HRV とコヒーレンスに影響を及ぼす

　迷走神経の独特な解剖をうまく利用することで，意識的に HRV とコヒーレンスに影響を与え，生理学的にプラスの変化を生み出すことが可能である。迷走神経は身体の中で最も迅速に機能する最長の神経であり，内臓を広範に支配しているため，迷走神経を標的にした手法であれば，脳と全身に迅速かつ広範な影響をもたらすことが可能となる。そして，脅威ストレスに曝され始めた時点で，ウェルビーイングの生理学的状態を促進することができる。

　迷走神経を刺激する機器による治療可能性が広く研究されている一方で，迷走神経をトリガーとして呼吸性洞性不整脈を介してパターンの変化を誘導する呼吸法の実践（これにより HRV とコヒーレンスを瞬間的に高める）は過小評価され

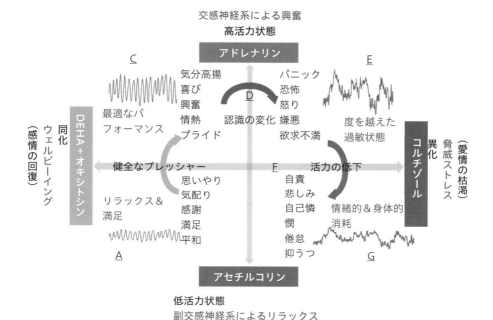

図 5.7　感情と生理の関係
出典：McCraty（2015）ⓒ 2020, HeartMath Institute

ることが多い。

　規則的な深呼吸（典型的には 1 分間に 6 回の呼吸，すなわち 0.1 Hz）を行う共鳴周波数呼吸法（resonant frequency breathing［RFB］ 訳注3)）は，コヒーレンスをもたらし HRV を上昇させる最も効果的な方法の一つであり（Steffen *et al.*, 2017），ウェルビーイングの生理を促進することが研究により実証されている。

感情の生理学

　感情は生理学的機能と心拍リズムにおいて極めて重要な役割を果たす。図 5.7 は「困難な状況とパフォーマンス」の図で説明している各段階（A～G）に基づいて作成したものであり，（自律神経系と HPA 系を介した）感情の回復（おおむねポジティブ）と感情の枯渇（おおむねネガティブ）について生理学的観点から図示している。

訳注 3 ）効率よく心拍変動を引き起こすのに必要なペースで行う方法のこと。

ここで少し時間を取って，この図を見て自問してみよう。図に示されている感情や象限の中で，自分自身の日々の体験に特にあてはまると感じるものはあるだろうか。感情は必然的に日々直面する困難な状況に大きく依存するが，感情状態が反復することによって，時間の経過とともに，自律神経系とHPA系が特定の生理学的パターンや習慣に同調することがある。ここでもう少し考えてみよう。「あなたの感情は概してどのような状態にあるだろうか。あなたの今の生理学的なベースラインに関して，どのような情報がここから得られる可能性があるだろうか」

医療分野でのキャリア（および人生全般）で求められるものには，複雑に絡み合う色とりどりの感情が必然的に伴い，その感情には回復を感じさせるものもあれば，枯渇を感じさせるものもある。しかし，我々には，感情を枯渇させる無益な感情状態に身を置く時間を減らす能力がある。研究により，客観的な困難な状況のみではなく，その困難な状況に対する我々の主観的な認識が，ストレスが「困難」から「脅威」に切り替わる上で最も大きなインパクをもつようであることが示されている。ある研究では，慢性疾患を有する小児の養育者を対象として，ストレスの認識がテロメア長にどのような影響を及ぼすかが検討された（テロメアとは，各染色体の末端にあるDNA-蛋白構造である。テロメアは細胞が分裂するたびに短くなるため，その長さは年齢およびウェルビーイングの生物学的マーカーとなる）。この研究では，客観的なストレス要因は同等であったにもかかわらず，自分の困難な状況を「脅威ストレス」と認識していた養育者ではテロメアが有意に短縮していた一方で，「チャレンジストレス」と認識していた養育者でははるかに長いテロメア長が保持されていた，と結論づけられた（Epel *et al.*, 2004）。

まとめると，生理的なレジリエンスは次のような能力と説明できる。

・脅威ストレスによって感情が枯渇状態に切り替わるタイミング（点D）を速やかに認識する
・困難な状況を減らすか，困難な状況に対する認識を変えるか，どちらかの適切な行動をとる

■ 認識の変化に気づく

感情が回復状態から枯渇状態に切り替わったことを認識するには，自分の内面の感情や思考をよく知り，自分の行為や行動を通してそれがどのように表現され

ているかに気づく必要がある。ほとんどの場合，我々はこのような特性に全く気づいていない。なぜなら，脳内にはデフォルトモードのネットワーク（しばしば「頭の中の声」と表現される）が広く張り巡らされており，そのネットワークは無意識の習慣によって形成されるからである。これは，1 日に行われる 6 ～ 7 万回の思考（とそれに関連する感情の大半）が反復的かつ無意識的であるということを意味する。幸いなことに，私たちの大脳新皮質には，思考を客観的に観察する能力が備わっている。つまり，私たちは「自分が考えていることについて考える」ことができ，このプロセスはメタ認知（metacognition）と呼ばれている。実践的な応用例を Box 5.2 に示す。

Box 5.2　夜勤でのメタ認知の実践

　専門医コース 2 年目の GP 研修医であるクリスティーナは，ある地方病院の唯一人の救急医として夜勤の最終シフトに入っている。この 1 週間は特に大変で，クリスティーナは自分が次第に怒りっぽくなっていることに気づいていた。屋外での飲酒中に転倒して重い肩関節痛を訴える若年男性を診察するために，午前 4 時，彼女は呼び出された。単純な肩関節前方脱臼と診断を下したものの，鎮静下に肩関節の安全な整復を行わなければならない。通常の状況では，看護チームと協力してこの処置を行うことに自信が持てただろうが，彼女は普段からメタ認知を実践しており，この 1 週間でネガティブな思考，行動，感情が次第に強まっていたのに気づいていたため，自身の生理学的状態が悪化していることによってリスクが増大していることを認識していた。そのため，オンコールの整形外科医に助けを求め，処置を引き継ぎ，安全に問題なく終了した。

　図 5.8 は，それぞれの生理学的状態が私たちの内面世界の思考とどのように関連し，行動を通じてそれらがどのように表現されるか，を示したものである。

　このダイアグラムには，しばしば無意識に繰り返される感情，思考，行動のパターンが，私たちの生理機能が神経化学的にどのような影響を与えるのか，そして最終的には時間の経過とともにどのように人格の形まで変える可能性があるのかが示されている。マインドフルネスや瞑想などのメタ認知的実践によって，このような無意識かつ習慣的なプロセスに対する洞察が得られ，新たな思考，感情，行動を意識的に選択することで，無益なパターンを特定して変更することが可能になる。自己調節のためのこのような方略は，心拍コヒーレンスを改善するとともに，レジリエンスを高め，脅威ストレスからの回復を促進することが示されている（McCraty and Zayas, 2014）。

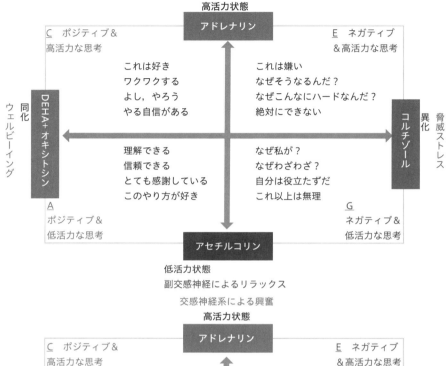

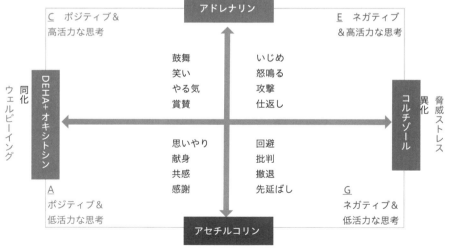

図 5.8　思考と行動の生理学的関係
出典：McCraty（2015）ⓒ 2020, HeartMath Institute

■ ウェルビーイングの状態に復帰する

　プレッシャーの下で安全かつ効果的な臨床的意思決定を一貫して行うために
は，医療専門職は自己調節の手法を定期的に実践する必要があり，これはアスリ
ートが競技当日に力を発揮するための訓練を受けなければならないのと同じであ
る。

　共鳴周波数呼吸法を感情の自己調節法およびバイオフィードバック技術と組み
合わせることにより，比較的短期間で新たな生理学的ベースラインを作り出すこ
とが可能である。研究によると，５分間の実践を１日３回ずつ，わずか28日間
行うことで，医療従事者，PTSD患者，学齢期の小児に，好ましい変化がもたら
される可能性がある（Lemaire *et al*., 2011；Ginsberg *et al*., 2010；Bradley *et
al*., 2010；Box 5.3 参照）。

**Box 5.3　自己調節のためのクイック・コヒーレンス・テクニック（Quick
Coherence Technique：QCT）**

　Quick Coherence Technique（QCT）は，ハートマス・インスティテュート
（HeartMath Institute）によって開発され，科学的に妥当性が確認された自己調節
法である。この手法は簡単な３つのステップで構成されており，目を開いた状態で
も閉じた状態でも実践することができ，その瞬間に心拍コヒーレンスを誘導するこ
とができる。生理学的に有益な効果を得るには，１〜５分間の実践が必要である。
これは，ストレスフルな出来事（例えば，難しいコンサルテーション）に備えたり，
ストレスフルな経験（例えば，外傷コール）から回復したりするための有用な手段
となる。

　ステップ１：心臓の辺りに意識を集中させる。その際には，手のひらや２本の指
を心臓の辺りにそっと置くとよい。

　ステップ２：呼吸が心臓ないし胸部から出入りしているのをイメージし，普段よ
り少しゆっくり，そして深く呼吸する。呼吸が共鳴周波数呼吸になるよう，息を5
秒間吸ってから，５秒間吐く。

　ステップ３：これまでの人生で経験した，人や物事に対する感謝思いやりの気持
ちなど，再生をもたらす感情を思い描いてみる。愛する人，ペット，特別な場所，
達成感などを思い浮かべると，平穏や安らぎを感じる助けになる。

　出典：McCraty（2015）ⓒ 2020, HeartMath Institute

米国教育省による研究では，このような手法によりテスト不安（test anxiety）を有意に軽減でき，試験の点数，HRV，コヒーレンスが改善されることが実証された。図 5.9 は，4 カ月にわたって自己調節の実践に専念した 2 人の学生の介入前後の測定値を示したものである（Bradley *et al.*, 2010）。Box 5.4 に事例研究の例を示す。

Box 5.4　事例研究：自己調節の成功例

以下の例は実話であり，医療従事者が経験するような高ストレスの状況下で自己調節法を用いることの効果を示している。データは本人の承諾を得て掲載している（氏名は変更している）。

サラ（36 歳）は，英国の大手土木建設会社の開発ディレクターである。仕事関連のストレスを感じる中で Bart's Hospital の看護師がバイオフィードバックと自己調節によってストレスの軽減に成功したことを報告した論文（Riley and Gibbs, 2014）を読み，サラはこれらの手法を実践して，5 分間のバイオフィードバックを 1 日 2 回，15 カ月間にわたって記録した。

ある日，サラはいつものようにメールをチェックしながら自己調節法を実践していたところ，上司から電話があり，サラが担当しているプロジェクトの現場で死亡事故が発生したとの報告を受けた。サラは警察だけではなく，従業員やクライアントともすぐに話をしなければならない状況に陥った。このときの状態が記録されたスクリーンショットを図 5.10 に示す。

これは職務上の大惨事であったが，サラは自分が脅威ストレスに陥っていることにすぐに気づいて，「shift and reset」という手法（心臓に意識を集中して共鳴周波数呼吸を 4 回行う）を実践した。図 5.10 に示された HRV の記録からは，サラが機器をオフにして状況に対処する前に，この実践によって直ちに良好なコヒーレンスが得られたことがわかる。これは非常に困難な経験であったが，サラは，その日に行わなければならなかったすべての大変なタスクを遂行する上で，思いやりをもってコミュニケーションをとり，効果的な調整を行うことができたと報告している。

出典：McCraty（2015）ⓒ 2020, HeartMath Institute

■ 結　　論

今後 20 年間は医療サービスへのプレッシャーが高まると予想される中（GMC Annual Report, 2018），臨床現場で勤務する上で増大する困難な状況にうまく備え，適応し，そこから回復するための科学的に妥当性が確認された方略を採用

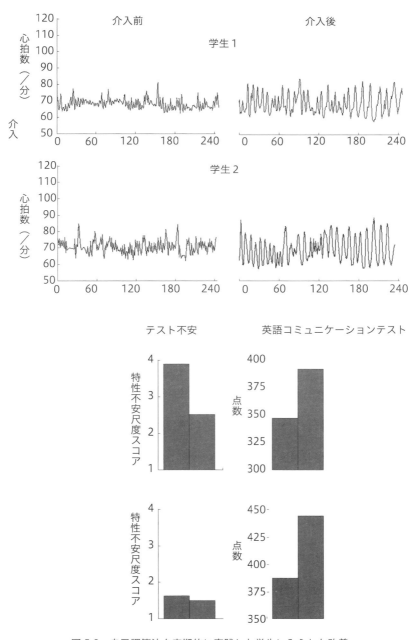

図 5.9　自己調節法を定期的に実践した学生にみられた改善
出典：McCraty（2015）ⓒ 2020, HeartMath Institute

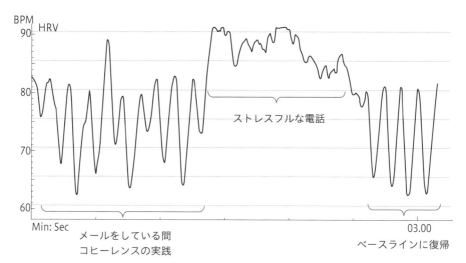

図 5.10　Sarah がストレスに陥った瞬間を捉えた HRV の記録
出典：Screenshot with permission from case-study subject
and HeartMath emWave Software.

することにより，医療従事者の生理的なウェルビーイングを優先させることが極めて重要である。

　バイオフィードバックに関する研究では，時間的プレッシャーを常に受けている医療従事者が生理的ウェルビーイングを増強するための単純な自己調節法の可能性に関して，有望なデータが得られつつある。

　バイオフィードバック技術を科学的に妥当性が確認された自己調節法と組み合わせることで，ストレスをより迅速に認識し，その場で自己調節法を実践し，ストレスによる有害な生理学的影響を軽減して，より効果的な臨床判断を行うための方法を，医療専門職は習得することが可能になる。

　その実践を続ければ，時間の経過とともに医療従事者の生理学的な柔軟性が改善され，バーンアウトの発生率が低下する可能性がある。おそらくさらに重要なのは，自己調節のスキルを有する医療従事者であれば，安全で効果的な臨床判断をより一貫して行うことができ，患者経験価値[訳注4]（patient experience）と患

訳注4）患者が，ケアプロセスの中で経験する具体的な事象のこと。患者中心の医療を実現するためにイギリスで生まれた考え方。患者満足度は抽象的な満足度を評価するのに対して，患者経験価値は，標準化され，計量心理学的手法によって測定の信頼性・妥当性が検証された尺度によって，患者の具体的な経験を評価する。一般社団法人日本ペイシェント・エクスペリエンス研究会 HP（https://www.pxj.or.jp/aboutpx/）を参照。

者安全を向上させることができるという点である。

　このような方略は，臨床研修やその後に続くいかなる段階においても，ウェルビーイング，臨床適性およびアウトカムを改善する可能性があり，その適用についてはさらなる研究が必要である。

参考文献

Boullier, M. and Blair, M. (2018) Adverse childhood experiences. *Paediatrics and Child Health,* 28(3), 132–137.

Bradley, R.T., McCraty, R., Atkinson, M. *et al.* (2010) Emotion self-regulation, psychophysiological coherence, and test anxiety: results from an experiment using electrophysiological measures. *Applied Psychophysiology and Biofeedback,* 35(4), 261–283.

Burch, J.B., Alexander, M., Balte, P. *et al.* (2019) Shift work and heart rate variability coherence: pilot study among nurses. *Applied Psychophysiology and Biofeedback*, 44, 21–30.

De Vente, W., van Amsterdam, J.G.C., Olff, M. *et al.* (2015) Burnout is associated with reduced parasympathetic activity and reduced HPA axis responsiveness, predominantly in males. *BioMed Research International*, 2015(2015): 431725.

Epel, E.S., Blackburn, E.H., Lin, J. *et al.* (2004) Accelerated telomere shortening in response to life stress. *Proceedings of the National Academy of Sciences*, 101(49), 17312–17315.

Ginsberg, J.P., Berry, M.E. and Powell, D.A. (2010) Cardiac coherence and PTSD in combat veterans. *Alternative Therapies in Health and Medicine*, 16(4), 52–60.

GMC Annual Report (2018) Available at: https://www.gmc-uk.org/-/media/documents/annual-report-2018-english_pdf-80413921.pdf.

Hon, E.H. and Lee, S.T. (1965) Electronic evaluations of the fetal heart rate patterns preceding fetal death: further observations. *American Journal of Obstetric Gynecology*, 87, 814–826.

Kirby, J.N., Doty, J.R., Petrocchi, N., and Gilbert, P. (2017) The current and future role of heart rate variability for assessing and training compassion. *Frontiers in Public Health*, 08 March 2017.

Lemaire, J.B., Wallace, J.E., Lewin, A.M. *et al.* (2011) The effect of a biofeedback-based stress management tool on physician stress: a randomized controlled clinical trial. *Open Medicine*, 5(4), 154–163.

McCraty, R. (2015) Science of the Heart: Exploring the Role of the Heart in Human Performance, Volume 2. HeartMath Institute, Boulderr Creek, California.

McCraty, R. and Zayas, M. (2014) Cardiac coherence, self-regulation, autonomic stability, and psychosocial well-being. *Frontiers in Psychology,* 5, 1–13.

Riley, K. and Gibbs, D. (2014) Revitalizing care program in UK Healthcare: does it add up? *Global Advances in Health and Medicine*, 3(Suppl 1), BPA10.

Steffen, P.R., Austin, T., DeBarros, A. and Brown, T. (2017) The impact of resonance frequency breathing on measures of heart rate variability, blood pressure, and mood. *Frontiers in Public Health*, 5, 222.

Tuomainen, P., Peuhkurinen, K., Kettunen, R. and Rauramaa, R. (2005) Regular physical exercise, heart rate variability and turbulence in a 6-year ran+++domized controlled trial in middle-aged men: the DNASCO study. *Life Sciences*, 77(21), 2723–2734.

Yerkes, R. and Dodson, J. (1908) The relation of strength of stimulus to rapidity of habit -formation. *Journal of Comparative Neurology*, 18(5), 459–482.

■ウェブサイト

To learn more about the research behind heart coherence and its role in stress and emotional well-being, see: https://www.heartmath.org/resources/videos/scientific-foundation-of-the-heartmath-system

For a (downloadable) audio demonstration of a validated self-regulation technique from the HeartMath Institute, see: https://www.heartmath.org/resources/heartmath-tools/quick-coherence-technique-foradults

UK resource for Schwartz Rounds, a group reflective practice forum which provides opportunities for staff from all disciplines to reflect on the emotional aspects of their work, see: https://www.pointofcarefoundation.org.uk/our-work/schwartz-rounds/

知的な優しさ（Intelligent Kindness）
——レジリエンスに関するシステマティックな視点

ジョン・バラット[原注1]

> ┗ 概　　要
> ・レジリエンスは個人に限定されるものではない。
> ・労働には常に，困難な感情に対してオープンであり続けることと，それを管理することが含まれる。
> ・パーソナリティと労働環境の文化は，そのような感情がどの程度うまく管理されるかに影響を及ぼす。
> ・レジリエンスは，「セルフケア」を伴う一方で，自己認識，省察的実践，および同僚とより広範なシステムとの健全な協働によっても促進される。
> ・キンシップ[訳注1]（kinship）（と医療従事者が互いや患者との関係において「知的な優しさ」を通じてそれを表現すること）は，有能さとスタッフのウェルビーイングの両方を促進する。
> ・適切に設計され管理された医療システム（と健全な協働関係）は，すべての関係者のレジリエンスに極めて重要である。
> ・リーダーには注意義務（duty of care）がある：健全な「キンシップシステム」を発展させ，それを弱体化させたり注意をそらしたりする要因を，最小限に抑えるように努めなければならない。

レジリエンスと回復——定義および疑問

　すべての医療サービスを効果的なものとするには，医療従事者の身体的および感情的なウェルビーイングを持続させることが不可欠である。これは革新的とは言い難い考え方であるが，人々が働く状況を踏まえて慎重に検討する価値がある。レジリエンスの定義は，困難から回復してたくましくなる能力，すなわち，何らかの形で心がねじれたり押し潰されたりした後に「元に戻る」能力を指している。また，頻繁に使用してもすり減ることがないという意味も含んでおり，いずれも興味深い概念であり，それ自体がすでに問題を提起している。「困難」を特徴と

原注1）John Ballatt, The Openings Consultancy, Leicester, UK
訳注1）親族関係の感覚のこと。

する業務が日々続いている場合，「回復」とは何を意味するのか？「たくましさ（タフネス）」は思いやりがあり効果的な実践を行う上で何をもたらすのか？　押し潰される側の特性と押し潰す側の圧力の両方の観点から見た場合，バネのように元の形に戻る「弾性」には何が関係しているのか？

■ 省察とセルフケア

　これらの定義は，臨床スタッフに影響を及ぼすプレッシャーに関連するものであるが，個人に重点を置きすぎる傾向がある。そこでの疑問は，「どうすれば自分で自分の面倒をみることができるか？」というものになる。もちろん，個人が自身を管理することは重要である。良好な睡眠，食事，運動のような「普通の」ことから，マインドフルネス・ストレス低減法（mindfulness-based stress reduction：MBSR），コンパッション・マインド・トレーニング（compassionate mind training；CMT），瞑想などのより専門的な活動まで，一連の価値あるアプローチが役立つ可能性がある。Donald Schon が提唱した「行為中の中の省察（reflection-in-action）」（業務の過程で行われるもの）と「行為に関する省察（reflection-on-action）」（時間と空間を確保した上で行われるもので，熟練した他者の補助があると最も効果的となる）を用いて省察的実践の習慣を身に付けることも，同様に個人にとって大きな助けになる（Schon, 1983）。しかし，個人を重視しすぎるということは，疲労をもたらし，ストレスを引き起こし，ウェルビーイングを損なう要因への対処を怠るということを意味する可能性がある。

■ ケアにかかる感情面のコスト（emotional cost）

　業務の中には避けられない側面がある。診療の中心にあるのは，医療従事者と患者の関わりである。すべての臨床業務には，診断・予後・治療・リスクの不確実性から，嫌悪感・強い不安感・完全な無力感まで，さまざまな困難との直面が付きものである。それは一瞬のことかもしれないが，スタッフは常に，同胞である人間との関係に関与しており，その同胞である人間の苦痛がエンゲージメントを困難にし，混乱させ，苦痛をもたらす可能性がある。医療従事者は自身の脆弱性，不安，盲点，意識的／無意識的な動機を自身の業務に持ち込むが，それは有益なことではない。日々の私生活の状況は，気分，注意力，活力，他者に対する「心の余裕」，に影響を及ぼす。

　もちろん，研修や資格取得までの長い過程で，医療従事者は徐々にそのような現実に順応していく。医療従事者は，口をつぐむ，目を背ける，あきらめる，さらには逃げるといった人間の自然な衝動をおおむね克服していく（Box 6.1 参照）。

Box 6.1　自然な反応を克服する

　「私は医学生のころ，胸腔ドレーンの挿入や肝生検といった痛みを伴う処置を見学するだけで失神してしまうことに気づいた。まず体に熱っぽさを感じ，何が起きているのか気づく間もなく床の上で意識を失っていた。これを克服するにはかなりの精神的努力が必要だった。私は患者の顔を見ないようにし，患者の痛みから距離を置く必要があった」

60 歳の医師
私信

　医療従事者は「それに慣れ」，関与すること，よく観察すること，エビデンスを参照すること，合理的に考えること，を学び，役に立つ，あるいは役に立つ可能性がある介入のレパートリーを増やしていく。この過程で，患者の体験に対する配慮が低下して無感情になる危険性がある。注目すべきことに，研究から示唆されているのは，医師および看護師は，診療開始から数年が経過すると，研修を開始した時点と比べて思いやりが薄れているように見えるということである（Sinclair, 1997 参照）。しかし，これは主に人としての彼ら自身に関係した変化なのか，それとも，それと同等以上に職場のシステムや文化の影響が関係しているのか？

　2020 年には，医療スタッフが最初に COVID-19 に直面した際の経験をめぐって浮上した社会全体で起きた出来事（public narrative）により，この問題の重要性が強調された。スタッフは，個人的にも専門職組織を通じても，患者とその家族の苦痛や不安に直面した苦悩を報告した。彼らは自身や愛する人々の脆さや消耗に関して恐れを抱きつつも，進み続ける決意を示していた。しかし，このストーリーは文脈なしではほとんど意味がない。それらの体験は，実際または想定上の圧倒的な需要と検査資源，臨床的・個人的状況で使用する防護具，ベッド，人員などの不足から生じる恐れに直面して発生したものである（Box 6.2 参照）。

Box 6.2　COVID-19 パンデミックでの経験

　「すべてがあっという間に起きた。私たちは完全な準備不足のように感じた。私はそれまで，これほど重態の患者や恐ろしい死を見たことがなかったし，これほ

ど多くの患者を見たこともなかった。個人防護具（PPE）について常に不安があり，自分のサイズの PPE を見つけるのに大騒ぎしなければならず，恥ずかしかった。シフトの終わりには，妻と病弱な義理の母の下にウイルスを持ち帰ってしまうのではないかと大きな不安を感じ，シャワー室で長時間体を洗っていた。家に帰っても，すべてを話すことはできなかった」

ICU の若手医師
引用部は創作／匿名化した情報である

こうした要因は，パンデミック時には極端なものとなるが，常に多かれ少なかれ個々のスタッフや所属するチームや部門の心理的ウェルビーイングに影響を及ぼす。例えば，毎年繰り返される「冬場の圧力（winter pressure）訳注2）」は人員需要の圧倒的な急増を意味していることが多い。しかし，それらは単にシステムに内在する要因である可能性もある。GP は，検査や専門医への紹介が遅れてしまうという厄介な状況の中で，典型的には 10 分間の診察時間で業務を行う。心理療法士，理学療法士，言語聴覚療法士は，非常に多くの待機リストに対処しなければならないことが多いが，これは人員のリソースとニーズの間に危険なミスマッチが生じているためである。精神科医は，業界全体としてのリソースが十分でなく，急性期病床が不足しており，「リスク」を管理するために絶えずプレッシャーをかけられている中で，膨大な症例に対処している。病院の医療従事者は，ソーシャルケア部門が軽視された結果としての病床が「ふさがれている」という問題や，人員不足で臨時スタッフに依存する不安定な看護チームによって引き起こされるという問題に直面している。このような経験は，すべての医療スタッフの楽観的思考，活力，自信，有能さに慢性的に多大な影響を及ぼす。多くの場合は，少なくとも不満，怒り，不安が生じ，その結果として自身のウェルビーイングや実践能力に影響が生じる（Box 6.3 参照）。

Box 6.3　要求と現実

「私たちは，最もリスクの高い人々のために専門的な精神療法のサービスを提供することになっている。予約待ちは 1 年を超えているが，待機リストに何人の患者がいるのかはあえて言わないでおく。「スループット（throughput, 処理能力）」の向上を明確な課題とする中で，「新しい効果的な治療モデル」を採用しなければならないというプレッシャーが常に存在する。中には確かに役に立つものもあ

訳注2）冬場に医療需要が高まり、医療が逼迫すること。

るだろうが，たとえセッションの数を半分に減らしたとしても，それが待機リストに説得力のある形で反映されることはないだろう。いずれにせよ，優先すべきは患者さんたちだ。これはとても辛いし，ひどく腹立たしいことだ」

NHS（国民保健サービス上級）心理療法士
匿名化するとともに，一部改変している

　臨床業務やシステム内の実践的問題の性質が大きな影響を及ぼしている場合には，スタッフが属している組織の心理的な風土（文化）がさらに大きな影響を及ぼす。もし政策立案者や管理者，同僚による過小評価や否定，非難が彼らの経験に対する反応と考えられるならば，スタッフは当然のことながら不信感を抱き，怒り，絶望する（Box 6.4 参照）。

Box 6.4　医療従事者の経験とニーズに対する軽視
1．COVID-19 パンデミックが最悪の状況に迎えていたころ，医療スタッフが PPE を「貴重な資源として扱う」のではなく過剰使用していると英国の保健相（当時）が示唆し，医療従事者を侮辱しているとして激怒させた。黒人および少数民族の医療従事者たちは，すでに自らの PPE の必要性を主張する自信がないと報告していたが，死亡率が高まっていたにもかかわらず，PPE の必要性を主張することには，さらに消極的になっていた。PPE がないことで死亡者数がどうなったのかは分からないが，感染者に対する診療に伴う不安や囚われが高まっていたことは，容易に想像できる。
2．受け持っている患者の 1 人が検査で COVID-19 陽性と判定されたことを，入院病棟で勤務する若い看護師は知った。彼女は，週末に長年計画を温めてきた高齢の祖父母宅の訪問を予定していたため，自分が検査を受けることができるか尋ねた。これに対し上司は「No」と返答し，それは優先事項ではないと付け加えた。彼女はドライブスルーの検査を受けるために 70 マイルの往復を余儀なくされた。
公の知見と親類からの私信

　一貫性があり，率直かつ誠実で，共感的な理解を実感すれば，臨床業務自体の厳しさやシステム内の不備や問題についてのスタッフの不安，冷笑，怒りははるかに小さくなる。自身の個人的な価値や個性が管理者やリーダー，他のスタッフから尊重され，認められるようになれば，医療従事者ははるかにうまくやっていけるであろう。自身の業務を可能にし，それを損なう要因に対処するために優先して集中的かつ献身的な注意が払われていると，スタッフが感じれば，スタッフ

の楽観，安全，信頼の感覚は高まるであろう。これらはレジリエンスの中核とな
る側面である。

■キンシップ（kinship, 親族関係）

医療，いや，あらゆるケアは，親族関係（キンシップ）の進化と表現が洗練され
た形で表れているものである，と考えることもできる。歴史的に，多くの生物，特
に人類は，リスク，資源，機会を共有することによって発展および繁栄してきた。
絶えず拡大する親族関係の輪の相互依存的な一員として互いに支え合うことで成
功を収めたのである。人類は単に，苦痛に苦しむ「他者」に対する個人的な懸念
（すなわち思いやり）の感覚を発達させただけではなかった。人類は，自分たちは
「同じ親族」であり，集合的なウェルビーイングのために互いに依存しているとい
う事実を示した。このような視点を「知的な優しさ（intelligent kindness）訳注3）」
と呼ぶことがある（Ballatt *et al*., 2020）。もちろん，思いやりは極めて重要であ
るが，個人の感情に還元してしまうと，集団がメンバーを育て，メンバーがケア
する人を育てるという，課題や責任が注目されなくなってしまう。端的に言えば，
患者とスタッフのウェルビーイングは，すべての人々が目標を達成する状況を体
系的に醸成することを通じて，すべての人々によって，またすべての人々のため
に維持される必要がある。

このようなアプローチにはどのようなものが含まれるか。まずは臨床業務の心
理的側面をより詳細に検討することが助けになる。

■治療同盟

診療の中心にあるのは，提供するケアの技術的側面がどのようなものであ
れ，患者とその苦痛に関与し，患者のニーズに対処するために患者と同盟関係
（alliance）を構築する必要性である。医師は「キンシップ」集団の代表として，
共感的に，すなわち「優しく（kindlily）」患者と関わり，気を配り，患者の経験，
ニーズ，苦痛に同調する必要がある。このような配慮により，率直さ，正直さ，

訳注3）kindness のルーツは，古英語の cynd - 自然家族，血統を意味する kin にある。
Kindness とは，自分が他者と同じ性質であること；血縁関係であることを認識することを
意味する。その認識によって，人は協力し，他人を家族の一員として扱い，寛大で思いやり
のある人間になることを意味する。

協力を促進する信頼関係が構築されることで，我々が望む最善のアウトカムにつながる同盟関係が確実なものとなる（Box 6.5 参照）。

Box 6.5　信頼と治療同盟

「私を治療してくれた専門医は，冷淡でよそよそしく傲慢な外科医という私の固定観念に全く当てはまらなかった。診察の後はいつも，診察台から起き上がるのを手伝ってくれる。私はこのささやかな親切のしぐさがとても大事であることに気づいた。そのおかげで，私は単なる病気の患者としてではなく，1 人の人間として率直かつ正直に彼とコミュニケーションをとることができたと感じられた。

私は，がんの治療を担当してくれた外科医と腫瘍科医をどちらも完全に信頼していた。2 人を信頼していたため，次に何をすべきかを決断するのはとても簡単だった。統計を調べたり，ネットで情報を探し回ったりする必要性を感じたこともなかった。私を担当してくれた医師たちは，それぞれの分野の専門家として，私にとっての最善の利益を優先してくれる一方で，私の気持ちや私の状況に共感することができ，それをいとわなかったことから，私は自信をもって決断を下すことができた」

ある患者（現在では回復した）の私信

医師と患者の双方にとって，このプロセスとそのアウトカム自体が関係を強化し，さらなる業務の基礎を築いていく。これは好循環とみなすことができる（図6.1）。こうした業務の捉え方は，愛着理論（attachment theory）の教訓によって裏付けられている（Bowlby, 1969）。

思いやりと優しさの恩恵

このような働き方がこの仕事の技術的側面にとって不可欠である，という事実を認識することが重要である。診断がより正確になり，最適な治療法を選択できる可能性が高くなり，治療における協力が改善され，転帰がより良好なものとなる。このレンズを通して業務を見ることは，患者安全，有効性，効率にとって，診療プロトコルやエビデンスに基づく治療計画と同等に重要である。患者は「優しさ」または思いやりのある診察を高く評価し，その医師や自身が受ける治療に対して良い感情をもつようになる。しかし，それ以上の何か，すなわち思いやりによって形作られた治療の方がより効果的であることが，エビデンスによって示唆されている。患者がそのような良好な関係を経験すれば，創傷はより早く治癒し（Weinman *et al.*, 2008），救急外来を過度に利用する人の受診回数が減少し

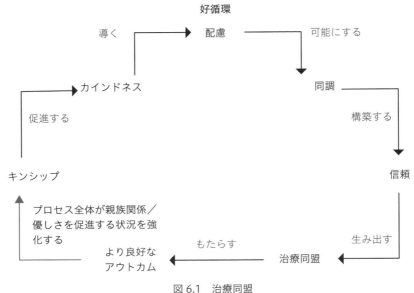

図 6.1　治療同盟
出典：Ballatt *et al*.（2020）ⓒ 2020, Cambridge University Press

（Rendelmeir *et al*., 1995），心理学的治療（種類を問わない）の効果が高まることになる（Bohart and Tallman, 1999）。

知的な優しさを培う

　しかし，もし，スタッフにとっての意味を考えると，どうであろうか。このような形で関与するということは，他者（患者やスタッフ）のことを念頭に置き，感情面および態度面の準備を，スタッフは日々整えておく必要があることを意味する。他者の経験と，想定される介入がその他者に及ぼす影響，の両方を理解する想像力が，スタッフには必要である。スタッフには「行為主体性（agency）」の感覚，すなわち何かを感じ，考え，行動する自由の感覚が必要である。これらの素養を養う環境が求められる。これはつまり，スタッフはチーム内でお互いに経験を積んでいるという点で，また，スタッフが働いている組織がスタッフの日々の労働生活を構築し，労働生活に影響を及ぼすという点で，これらの感覚の促進と維持に注意を払う必要があるということを意味する。好循環の図に示されている配慮，理解，支援，協力的な仲間関係を自分自身が経験すると，スタッフは成長していく。

　レジリエンスを高めるためのシステマティックなアプローチには，何があるの
か。実際，このシステムには 2 つの見方があり，そのどちらにも同等の注意，共
同注視，が必要である。それは，「業務と役割」のシステムとして，また「キンシ
ップ」あるいは「関係性」のシステムとして，同時に捉える必要がある。

　医療サービスは，プライマリ・ケアであれ急性期ケアであれ，高度に複雑なも
のである。多様な専門職の役割と機能をチーム内やより広範なシステム内で統合
することで，実際に存在するニーズ（ときに予測可能であるが，そうでない場合
の方が多い）を満たすことができる。医療機関では経営，管理，後方支援，ガバ
ナンスの一連のプロセスが体系化されている。必要とされる業務や資源と利用可
能なものとの対応関係は，ときに良好で，ときに危険なほど不確かである。役割，
業務，機能が個々に，またシステムとしてどの程度うまく設計されているかは，
すべての役割におけるスタッフの自信，善意，協働，有能さや持続的なウェルビ
ーイングに多大な影響を及ぼす。そのような視点を損なう可能性のある要因があ
るとしても，システム全体を念頭に置いておくために，多大な注意が必要である。
連携が必要な多くのサービスに対する契約がしばしば分断されていることが，こ
の問題が解決できないことにつながっている。「市場」の競争的性質は，システム
全体としての協力ではなく，過剰な期待，「効率」という非現実的な目標への依
存，利己的な「部分」への分離につながる可能性がある。

　図 6.2 は，業務と役割のシステム（task and role system）の注意を要するさ
まざまなレベルを，個人レベルとシステム全体で図示したものである。業務を歪
める可能性があり，リスクを最小化するために慎重に管理しなければならない要
因は外側の円の中に示されている。

　システムのデザインと構成がどれだけ優れていても，職場の人間社会がそれを
どのように現実に落とし込むかが決定的な違いを生み出す。システムを機能させ
るための業務に従事するさまざまな役割を担う人々の明示的および非明示的な目
的と優先順位に，多くのものが依存しているのである。スタッフが患者と連携す
る際にはスタッフとの協働（およびそれを可能にすること）を主眼とするよう，
あらゆる役割のスタッフ全員に働きかけるために，断固たる努力を払う必要があ
る。期待，取り決め，目標，優先事項と「最前線」で働くスタッフの実際の経験
との間に相乗効果が起きることを確実にするために，常に注意を向ける必要があ
る。システムの他の部分に関する懸念が，患者への集中を妨げるもの，それに反
するもの，それを歪めるもの，またはそれを過度に左右するものと感じられる場
合には，士気が，さらにはウェルビーイングが脅かされる（Box 6.6 参照）。

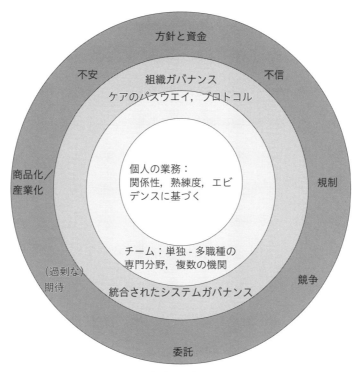

図 6.2　業務と役割のシステム
出典：Ballet et al, (2020) ⓒ 2020, Cambridge University Press

Box 6.6　注意散漫や注意の歪みのシンプルな例

1．苦しそうにしている患者を丁寧になだめながら，ある看護師が点滴を調整していたところ，ドアの方から呼ばれているのに気づいた。そこでは「思いやり」評価の質問票への回答を依頼された。

2．「GP である私は，以前は患者中心に物事を考えていたが，最近では報酬制度で奨励されている課題や介入のことで頭がいっぱいになってしまっている」

3．「勤務時間帯の終了時には，必ず少なくとも 1 時間の事務処理が待っている。このことから，私は患者に対面して行う繊細で親密な業務を急ぐようになってしまっている。思いやりのない振る舞いをしているように感じる」

業務を脅かす要因

　ケアのパスウェイ，サービスの目標，治療した患者の数，すなわち「処理能力（スループット through put）」に関する目標が，対処しているニーズやスタッフの配置，利用可能な資源と的確に一致しない場合には，スタッフのウェルビーイングが脅かされる。システムのひとつのある部分は，他の部分が補完的な役割を果たすことを期待して設計されたにもかかわらず，システムの他の部分がその役割を果たせない，あるいは果たす意思がない場合には，その結果生じる不満や不安が有害となる可能性がある。ガバナンス，業績管理，健康と安全，さらには生涯教育プロセスさえも，侵害的，非実用的，懲罰的，盲目的なものとして，スタッフが経験すると，スタッフのレジリエンスは慢性的に損なわれることになる。もし，そのような他の部分の補完的な役割を果たすという機能を担っている人たちが，不安のあまり，臨床業務を円滑に進めることよりも，自分に課せられたタスクに応えることばかりを優先してしまったら，不健全なシステムができ上がる。非難や制裁に対する不信や恐れをシステムに浸透させてしまい，誰もが自身の評判や仕事への危険を回避するために「不安でそわそわ」するようになると，このような事態が起こりやすくなる（Box 6.7 参照）。

Box 6.7　不安でそわそわする

　ある精神科医が診察している患者が，自分の子どもを叩いたことを涙ながらに語っている。患者は自責の念に満ちていて，うつ病が自分にどのような影響を与えているのかを心配している。精神科医は，継続的な治療同盟を構築するために理解と共感を示すことと，児童保護サービスに情報提供する報告方針との間で板挟みにあっている。精神科医はリスクに関する自身の判断に意味があるという確信がほとんどもてないでいる。極めて軽微な事象を報告しなかったことで懲戒処分を受けた同僚を知っているからだ。

健全な「関係性（relational）」システム

　当然ながら，完璧なシステムなど存在しない。リーダーがどれだけ慎重に組織を設計および指揮し，相乗効果，協働，ケアへの集中を可能にしようとしたとし

ても，ミスマッチや亀裂，不備が必ず存在する。医療従事者にとって業務は常に犠牲を伴うもので，業務やサービスの妥当性に関する不安は常に存在する。重要なのは，こうした現実を建設的かつ健全にマネジメントし，人道的で協調的かつ効果的な業務を支援できる関係性システム（relational system）を発展させることである。各個人による患者とのエンゲージメントの中，所属するチームの中，チームとサービスの関係性の中，ならびに組織間の関係性の中，での心理社会的力学に注意を払わなければならない。スタッフには，それらの問題を評価して対処するよう奨励されるとともに，それらの問題に対処するための時間と空間を与えられることも重要である。求められるさまざまなレベルの注意を図 6.3 に図示したが，ここでも，各レベルに個別に対処し，システム全体として対処することが課題となる。

　この関係性のシステムは，業務と役割のシステム（task and role system）と同様に，常に脆弱である。不安やストレス，良好に管理されていない職種間関係，

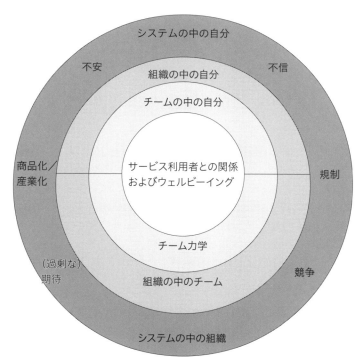

図 6.3　キンシップまたは関係性システム
出典：Ballet *et al*, (2020) © 2020, Cambridge University Press

優先事項の競合，不確実性などに直面して，不健全なダイナミクスや深刻な「機能不全」が生じる可能性がある。業務と役割のシステムの機能低下につながりうるものと同じ「環境的」要因は，関係性システムにも害を及ぼす可能性があり，これについても外側の円の中に示している。この図には，個人（横線より上）およびチームに関連する関係と，注意を必要とするより広範なシステムの関係（横線より下）の両方が示されている。この概念のすべての側面がスタッフのウェルビーイングにとって重要であるが，スタッフが自身の所属するチームをどのように経験するかが，スタッフのウェルビーイングとレジリエンスにとって特に重要である（Box 6.8 参照）。

Box 6.8　発達過程として提示した治療環境の 5 つの資質	
資質	治療環境での表現
愛着 (attachment)	参加と離脱に注意を払い，スタッフがチームの一員であると感じることを奨励する所属意識の高い文化
包容 (containment)	安全な組織構造が存在し，スタッフがチーム内でサポートを受け，気に掛けられ，配慮されていると感じる安全の文化
コミュニケーション (communication)	困難や対立を表明することができ，スタッフは業務に対して省察的で探求的な態度をとる率直な文化
関与 (involvement)	「経験に学ぶ（living-learning）」の文化　そこでは，チームのメンバーが互いの貢献を評価し，自身の仕事や視点が高く評価されているという感覚をもつ
行為主体性 (agency)	チームのメンバー全員が現場の運営に発言権をもち，意思決定に関与するエンパワーメントの文化
出典：Haigh（2004）© 2004, Royal College of Psychiatrists	

結　論

　スタッフが安全と包容の感覚を経験し，自身の経験と視点が認められ，支援と励ましを経験すれば，スタッフのウェルビーイングは促進され，維持される。そのような感覚的経験を生み出すシステムを構築するには，ときに破壊的となり，有害となる可能性さえあるダイナミクスに注意を向ける必要がある。あらゆるレベルの（特に最前線にいる）リーダーには，これらの問題に対する理解とそれに対処するスキルが必要である。これは「注意義務（duty of care）」とみなすべき

である。リーダーは業務と役割のシステムと関係性システムの両方を念頭に置いた「二焦点的視点（bifocal view）」を構築する必要がある。健全なチームワークを構築して維持するスキルが必要である。チーム，チーム間，対話，省察的実践のための空間を業務の重要な側面として捉え，検証しなければならない。Haigh（2004），West（2017），Roberts と Obholzer（1994）の成果をはじめ，健全なチームやシステムの特徴や，それらを促進または阻害する要因について考えるという伝統は豊富に存在する。これらの情報源の一部については，「参考文献」の項に掲載されている。『Intelligent kindness』（Ballatt et al., 2020）では，その多くが探究されている。

　この課題に不可欠となるのは，リーダーが自身の不安を管理し，スタッフの経験に対してオープンであり続けるとともに，システム内で管理されていない不安により起こる有害となり得る影響を管理するために賢く働く能力である。この業務がうまく行われれば，全員のウェルビーイングとレジリエンスが向上する。ここでむしろ重要になるのは，労働環境が，人々が働きたいと望む環境になり，その結果，人員の補充と維持が改善されるということである。

■ 参考文献

Ballatt, J., Campling, P. and Maloney, C. (2020) *Intelligent Kindness: Rehabilitating the Welfare State.* Cambridge University Press, Cambridge, UK.

Bohart, A.C. and Tallman, K. (1999) *How Clients Make Therapy Work: The Process of Active Self-Healing.* American Psychological Association, Washington DC.

Bowlby, J. (1969) *Attachment.* Penguin, London, England.

Haigh, R. (2004) The quintessence of an effective team: some developmental dynamics for staff groups, in *From Toxic Institutions to Therapeutic Environments* (eds P. Campling and R. Haigh, pp. 119–130). Royal College of Psychiatrists, London, UK.

Obholzer, A. and Roberts, V. (1994) *The Unconscious at Work.* Brunner- Routledge, London, UK.

Rendelmeir, D.A., Molin, J. and Tibshirani, R.J. (1995) A randomised trial of compassionate care for the homeless in an emergency department. *Lancet*, 345, 1131–1134.

Schön, D.A. (1983) *The Reflective Practitioner: How Professionals Think in Action.* Basic Books, London, UK.

Sinclair, S. (1997) *Making Doctors.* Berg Publishers, London, UK.

Weinman, J., Ebrecht, M., Scott, S., *et al.* (2008) Enhanced wound healing after emotional disclosure intervention. *British Journal of Health Psychology*, 13, 95–102.

West, M. (2017) Collaborative and Compassionate Leadership. Available at: https://www.kingsfund.org.uk/audio-video/michael-west-collaborativecompassionate-leadership (accessed 12.08.2020).

医療チームにおける優しさ

アンナ・フレイン[原注1]

┗ 概　　要
- 職場での優しさはチームを長く存続させ，パフォーマンス，共感，創造性を向上させる。
- 同僚に礼儀正しく接することが，患者の命を救うことにつながる。
- チーム内での無礼な言動は，たとえ些細なことでも，臨床的パフォーマンスや患者ケアに有害な影響を及ぼす。
- シュワルツ・ラウンドはチームワークの構築に役立つ。
- 職場での有害な感情の管理は，レジリエンスが高い個人やチームを育成する上で不可欠な要件である。
- チーム内での有効なリーダーシップには，知的な優しさが不可欠である。

　　人々は言ったことや行ったことは忘れてしまうけれど，どのように感じたかは決して忘れないということを私は学びました。

　　　　　　　　　　　　　　　　　　　　　　　　——マヤ・アンジェロウ

はじめに

　チームベースの業務は，患者ケアの効率と革新性を向上させるほか，スタッフの精神的ウェルビーイングを高め，入院，臨床上のエラー，スタッフへの暴力と攻撃性を減らし，患者の死亡率を低下させることがエビデンスから示唆されている（Markiewicz *et al*., 2017）。

　優しさ（kindness）は「友好的で，寛大で，思慮深い性質」と定義される。優しく，レジリエンスが高く，うまく機能している医療チームは，最適な患者ケアを提供し，その結果として臨床アウトカムの改善につながる。「医療福祉専門職（caring profession）」という用語は，医療のあらゆる側面で働く人々を指すため

原注 1 ）Anna Frain, University of Nottingham, Graduate Entry Medical School, Derby Speciality Training Programme for General Practice, UK

に用いられる。チームが中心となって行うケアは，患者だけでなく，メンバー同士でも，そして自分自身にも及ぶべきである。

専門職間の理解とコミュニケーションは，チームワークの重要な一部である。現代医療の専門職である我々は，単独で患者をケアすることはできず，医療チームの一員として互いに依存している。

本章では，優しさを中核としてチームが十分に機能しよい結果を収めるための方法について検討する。また，個々のメンバーによって，もしくは不十分なリーダーシップによって，ケアが中断されるチームの機能不全が，患者にとって不良な転帰をもたらすということについてもみていく。さらに，臨床環境におけるこの好ましくない作用をどのように特定し，対処し，回復させるかについても検討する。

■ チーム内の優しさ

「ときに癒し，しばしば手当をし，常に慰めよ」

——ヒポクラテス

優しさは医療に不可欠な要素である。患者安全は，優しさに依存しているという明確なエビデンスがある。英国のミッドスタッフォードシャー NHS 財団トラスト（Mid Staffordshire Trust）で起きた出来事（第8章参照）は，「我々が患者ケアにおける優しさの重要性を見失ったときに起こることについての冷ややかな非難」と報告された（Mathers, 2016）。Mathers はさらに「人間を人間たらしめ，レジリエンスを高め，私たちをよりよい医師やよりよい人にするのは優しさである」と述べている。同僚に敬意と感謝をもって接することで，その同僚が他の誰かに対して同じように振る舞う可能性が2倍になる（Civilty Saves Lives ホームページ，http://www.civilitysaveslives.com）。

プロフェッショナリズムとして，医療の現場では敬意をもって患者に接するということが，求められる。この認識を同僚たちにも広げていく必要がある。職場における優しさがもたらす恩恵のいくつかが Chancellor ら（2017）によって概説されている。彼らは，向社会的行動（他者に優しくすること）の影響と，それが職場に及ぼす影響について考察している（Box 7.1 参照）。スタッフのウェルビーイングは，より優れたパフォーマンス，信頼できる業務，粘り強さ，よりよいフィードバックなどのアウトカムを予測するというエビデンスがある。向社会的行動は，バーンアウトや情緒的消耗感からスタッフを保護し，バランスのとれた

見方，共感，創造性を促進する。Shirom ら（2011）による研究では，同僚の積極的な支援によりチームの存続が延長することが示された。

Box 7.1　ジョージアのコーヒーの瓶

　受付係のジョージアは，GP であるアンナにコーヒーを用意しておきますねというインスタントメッセージを送った。しかし，その後，デカフェのコーヒー（アンナがいつも飲んでいる）がないことに気づき，謝罪のメッセージを送った。

　翌日，アンナは机の上にデカフェのコーヒーが入ったカップが置いてあることに気づいて驚いた。そして，ジョージアが前日の夜に母親と買い物に出かけて，瓶入りのデカフェコーヒーを購入して，非番の日に診療所に立ち寄って届けてくれたことを知った。

　アンナはジョージアの優しさと心遣いに感動した。

　彼女にとっては，瓶入りのコーヒーよりもこのことの方がはるかに大きな意味があった。

　他の専門職たちと日々の業務に奮闘している英国の GP である Clare Gerada は，バーンアウトから身を守る方法の一つとしてチームワークを促進している。彼女が用いている頭字語「B. U. R. N. O. U. T.」を Box 7.2 に示す。

Box 7.2　B. U. R. N. O. U. T.：バーンアウトを防ぐための頭字語

・仕事と遊びのバランス（Balance）を取る：診療において，患者の間に一定の距離を保つ
・自分の限界を理解する（Understand）：私たちはスーパーヒーローではない
・認識する（Recognise）：自身とチームのバーンアウトを予防し，対処する
・次世代を育成する（Nurture）
・チームワーク（Teamwork）：グループワークを行い，共に働き，休み，遊び，省察する時間と空間を取り戻す

出典：Gerada（2017）ⓒ 2017, Clare Gerada

　シュワルツ・ラウンド（Schwartz Round；以下の本文を参照）は，我々が互いを理解し，それぞれの役割を理解し，それにより自分たちが感じているストレスを認識し，業務の改善に何が役立つかを理解する助けになるであろう。

　明確なコミュニケーション方法に関するガイドラインには，重要な臨床上の推

奨事項やガイドラインをチーム内に広める効果的な方法が含まれており，すべてのメンバーが必要な情報を確実に得られるようになっている。

「相手のことを最も尊重したうえでの解釈（most respectful interpretation）」という単純ではあるが効果的な概念については第9章で検討するが，この概念をチーム内で用いることで誤解やコミュニケーションの齟齬を減らすのに役立つ。

礼儀正しさ

英国の Civility Saves Lives のキャンペーンでは，「スタッフが互いによい関係にある医療環境は，より安全な環境である。それを裏付ける研究もある」と明言されている。

2018年にこのキャンペーンを開始した救急専門医である Chris Turner は，優しさは美徳であるが，研究で繰り返し取り上げられている礼儀正しさこそがプロフェッショナリズムの中心であり，あるべき姿であると指摘する。我々は意識的に行動を変えることができ，彼のキャンペーンには明確で前向きなメッセージが込められている。彼は，プロセスは必要であるが，チームの最も重要な構成要素は人間であることに気づいたのである。Box 7.3 では，チーム内での礼儀正しさについての考察を示している。

Box 7.3　チームにおける礼儀正しさ

　医療における卓越性は，そのほぼすべてがチームに依存しており，チームはメンバー全員が安全と感じ，発言権をもっている場合に最もうまく機能する。

　チームのメンバー間の礼儀正しさは，安全の感覚を生み出す，優れたチームの重要な構成要素である。

　不作法はチームの可能性を奪う。

　出典：Civility Saves Lives ⓒ 2020, http://www.civilitysaveslives.com

---

Kelli Harding は自身の著書『The Rabbit Effect（未邦訳）』（2019）の中で，優しさが健康に与える影響について探究している。人間関係，特に職場での関係が（とりわけそこで過ごす時間が長いことを考慮したときに）健康にどのような影響を与えるかを述べている。「ウサギを用いた研究[訳注1]」では，これまで考えられていなかった形で，優しさが結果を変化させた。医療における彼女の経験か

訳注1）ウサギを使って高脂肪食が心臓の健康に与える研究をした際に，ウサギに愛情をもって接した群では特出した健康結果が出た。

ら，同僚との関係や自分が 1 人の人間として支援されているという感覚が，パフォーマンスとウェルビーイングに有益な効果をもたらすことが確認された。同僚に週末はどうだったか尋ねる，大丈夫か確認する，同僚と短い休憩を取るなどの単純なことが，職場のコミュニティを活性化することが明らかにされている。

　無礼と不作法の影響

　無礼（rudeness）は小さなものでも認知的パフォーマンスに重大な影響を及ぼす（Porath and Erez, 2011）。パフォーマンスへの影響には創造的業務や援助行為があり，無礼を受ける側のみならず，それを目撃する人にも影響を及ぼす。不作法（incivility）な環境の中にいるだけで，人々は悪影響を受ける（Box 7.4 参照）。

Box 7.4　無礼な言動が従事者に及ぼす影響

無礼な言動を受けた労働者は

・48％が意図的に業務量を減らした
・47％が意図的に勤務時間を短縮した
・38％が意図的に業務の質を低下させた
・80％がインシデントが心配になり労働時間が減少した
・63％が加害者を避けるために労働時間が減少した
・66％がパフォーマンスが低下したと回答した
・78％が組織へのコミットメントが低下したと回答した
・12％が不作法な扱いを受けたことが原因で退職したと回答した
・25％が顧客に不満をぶつけたことを認めた

出典：Porath and Pearson（2013）　ⓒ 2013, Harvard Business School Publishing

---

　医療チームでは，スタッフと患者の双方が不作法の影響を受ける。助けを求めることができなくなったり，不安を感じたりするかもしれない。スタッフが自身やチームのパフォーマンスが低下していることに気づかないかもしれないし，状況の深刻さを認識しないかもしれない。

　Chris Turner（http://www.civilitysaveslives.com）は，不作法な言動を目撃したときは声を上げるべきであり，自身がそうした態度を取っているときはそれをもっと自覚すべきであると提言している（図 7.1 参照）。積極的な優しさ（active kindness）という別の文化を発展させ，促進すべきである。

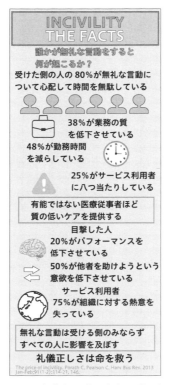

図 7.1　無礼な言動の事実のポスター
出典：Chris Turner ／ Civility Saves Lives

　Riskin ら（2015）は，たとえわずかでも無礼な言動が認識されると，それを受けた側の人，そこに居合わせた人，そして患者のアウトカムに影響が及ぶことを明らかにした。彼らが小児科診療のシミュレーション環境で実施した試験により，チーム全体に衝撃的で有害な影響が及ぶことが実証された。2019 年に Katz らは，無礼な言動がスタッフの用心深さ，診断，コミュニケーション，患者管理に悪影響を及ぼすことを示した。

リーダーシップにおける親切さ

　「かつてのリーダーシップは力を意味していたが，今日では人々とうまくやっていくことを意味しているのだと，私は思う」

——Mahatma Gandhi

臨床リーダーシップ（clinical leadership）とは，医療専門職がチームの目標

設定や価値観の浸透といったリーダーシップにかかわる業務を行うという概念である。このような基盤があれば，すべてのことがらを患者中心に構築することに役立つ。

　NHS リーダーシップアカデミーは，医療の場においてどうすればチームを指揮できるかを概説している。これには，誰もが各自の業務を適切に行えるように，配慮の行き届いた安全な環境を提供することも含まれる。リーダーは基本的に以下の条件を満たしているべきである：

・チームのことを気にかける
・行動の根底にある理由を認識するのに長けている
・相互支援の機会を提供するのに優れている
・配慮のある環境を広める上での模範になる

　看護師の管理者がサポーティブであると同僚たちの不作法が減少すると，2018年に Smith ら（2018）は結論づけた。人々がリーダーに最も望んでいることは，敬意をもって接してもらえることであると，Christine Porath は指摘した。人々に感謝し，成果を分かち合い，注意深く耳を傾け，謙虚に問いかけ，笑顔を見せることが，これを達成する助けになる（Box 7.5 参照）。

Box 7.5　思いやりのあるガバナンス

チームを尊重せよ。礼儀正しいことが命を救う。
複雑さを尊重せよ。結論はすぐには得られないものだ。
すべてのアウトカムに目を向けよ。特に重要なものに。
エラーを受け入れることは避けられない。エラーから学べ。
人々が自分を変えようとするのを奨励せよ。
出典：Civility Saves Lives に基づく http://www.civilitysaveslives.com.

チーム内でのコミュニケーション

　我々が患者の面前で交わすコミュニケーションは，我々が患者に提供するケアに影響を及ぼす。ケアを提供している相手だけでなく，メンバー間でも互いに敬意をもって接することで，臨床アウトカムが改善される。患者から離れた場所でのチームメンバー間のコミュニケーションも重要である。

　医療従事者自身も，不十分なコミュニケーションと優しさの欠如によって，自分たちが影響を受けていると述べている。彼らの体験談は，医療チームとして我々が患者のアウトカムを改善できる方法を示している。

　GPであるキーラン・スウィーニーは中皮腫の診断を受けた。配慮を欠いたコミュニケーションや，チームが患者と誠実に話をすることができないことが，患者に及ぼす影響を，彼は自身の経験から理解できた。このことは，誠実かつ明確で思いやりのあるケアが，患者が回復するのにいかに重要であるかを我々に思い出させてくれる（Box 7.6 参照）。

Box 7.6　不良なコミュニケーション（優しさの欠如）が患者に及ぼす影響
医療とは，苦境にある人々を理解し，共にあることである。
「医療従事者は，意図せずして患者に数々の小さな屈辱を与えている」
「恥ずかしい思いをした。すっかり落ち込んでしまった」
「患者さんの人間性を再発見すること……これが私が医療の道に進んだ理由です」
医療専門職は，とてもシリアスな職業なので，真面目な人しかなれないのだ。
出典：キーラン・スウィーニー医師（YouTube, 2012）

　ケイト・グレンジャーも患者としての生活を経験して，思いやりのあるケアを奨励した。自己紹介すらしないなどの単純な問題を経験して，彼女は次のようにコメントした。

　　「病棟は我々スタッフの都合で運営されているのであって，患者の利益のために動いているわけではない」
　　　　　　　　　　　　　　──ケイト・グレンジャー医師 , 'Hello my name is...'
　ケイトは「Hello my name is...」と題したキャンペーンを開始した。そこでは，我々が何者で，どのような役割を担っているか，を患者に確実に知ってもらうという簡単なことから優しさを示すことを始めることができるということを示した。困難な入院生活を送っていたケイトは，自分の気分を尋ねたり，話を聞いたりしてくれたのは守衛だけであったと述べている。夫のクリスは次のように述べた。

　　「医療従事者は常に患者のことを自分の親戚のように扱うべきで，そうすれば患者に対して細心の注意を払い，患者の期待以上のことができると，彼

女は言っていました」

　スウィーニー医師とグレンジャー医師が直面した問題を医療チームが認識すれ
ば，患者の体験を変えられる可能性がある。守衛から理学療法士，専門医，看護
師，受付係までのすべてのメンバーを包摂する包括的なチームは，患者によりよ
い治療を提供することができる（Box 7.7 参照）。

Box 7.7　チームでの訓練

　GP における年 1 回のセーフガード訓練[訳注2] では，非臨床チームと臨床チームの
メンバーが多職種チームの中で業務を行う。そこでは症例について話し合い，互い
から学びを得る。親が待合室で子どもに対してとる行動や，父親が 10 代の娘のお
りものを主訴として予約を取ろうと電話をかけてくるなどのレッドフラッグ（警告
信号）を，受付係が認識できるということを学ぶ。こうした懸念，すなわちレッド
フラッグは，医療従事者，特にセーフガードを主導する人，に伝えられ，それによ
り細心の注意を払う必要があることが強調される。

　全員が互いの視点を認め合って協力して働くとともに，互いの話に傾聴するとい
う親しみやすい文化のある診療環境では，子どもの安全が高まる。

シュワルツ・ラウンド（Schwartz Round）

　1994 年, Ken Schwartz は末期肺がんの診断を受けた。彼は介護者の優しさか
ら来る単純な行為によって「本来なら耐えられないことに耐えられた」というこ
とに気づいた。彼は医療における思いやりの育成を支援するために，ボストンで
Schwartz Centre を設立するという功績を残した。

　　「医療とは単に検査や手術を行ったり，薬剤を投与したりするだけのもの
　　ではないということを学びました……私を担当してくれた医療従事者たち
　　は，スキルが高く，知識も豊富でしたが，最も重要だったのは，彼らが私
　　に希望を与えるとともに，私に自分のことを単なる病人ではなく 1 人の人
　　間と感じさせてくれるような形で，私に共感してくれたということです」

訳注 2）トラウマに対処し，弱い立場にある子ども，若者，大人・家族を虐待から守るため
　　に，文化的な情報に基づく知識の支援を行う協力関係。

　シュワルツ・ラウンドは1990年代後半に米国で考案され，2011年に英国で最初に導入された。その目的は，医療専門職が患者ケアにより生じる困難な感情的問題や心理社会的問題を探求するための意見交換の場を提供することである。毎月または隔週で定期的に開催されるラウンドにより，さまざまな専門職が安全で機密性の高い環境で互いの経験を共有することが可能になる。臨床的な決定や結果ではなく，心理的な影響に集中することで，問題解決ではなく，省察が促される。

　ラウンドには臨床と非臨床のスタッフが参加し，社会的・心理的観点から経験を理解することに重点が置かれる。臨床指導やデブリーフィングの一形態ではない。ラウンドは1時間続き，まず3名のスタッフが15分かけて自身の経験を共有した後，進行役がオープンなディスカッションを主導するという構成になっている。英国では，パイロット試験のラウンドに平均30〜95名が参加した。その実例が公開されている（「参考文献」の項を参照）。

　キングス財団（Kings Fund；Goodrich, 2011）の報告によると，シュワルツ・ラウンドはその必要性が実証されており，参加したスタッフから高い評価を受けている（7割が素晴らしいと評価）。参加者は，ネットワーク作りを奨励し，職種間協働の業務を改善し，よりよい理解と協力を促進することでチームワークが強化されたと感じた。

　「看護師や理学療法士など，すべてのスタッフが，医師が冷たくて硬い存在でないことに好感を持つようになったという話がある。また，医師が何をし，何を持ち帰らなければならないかを理解することで，チームの他のメンバーに対する尊敬の念も強くなる」

　シュワルツ・ラウンドのファシリテーションをすることを通じて，ラウンドに十分に関与し，ラウンドのプロセスを理解した2年次の医学生は，患者や同僚に対する共感と理解を向上させることができたことをSmithら（2020）は，示した。

職場でのいじめと有害な人物（toxic individual）

　いじめはよくみられる。看護師の最大5割が何らかのいじめを経験または目撃していると考えられる（Logan and Malone, 2018）。職場でのいじめは，退職

の意思，仕事への不満，離職などの看護師の否定的感情・行動と強く関連している。いじめは，感染症や転倒といった患者の有害事象の増加と関連している。看護師を対象としたノルウェーの研究（Olsen *et al*., 2017）では，いじめが仕事の満足度と仕事上のパフォーマンスに悪影響を及ぼすことが示された。英国医学協議会は，医師は同僚にいじめを働くのではなく，敬意をもって接するべきであると表明している。

　いじめの問題に対処する上で利用可能な資源として，王立救急医学会（Royal College of Emergency Medicine）の『ウェルネス大全（Wellness Compendium）』（Hewitt and Kennedy, 2020）でいくつかのものが概説されているが，その一つにオーストラリア救急医会（Australasian College of Emergency Medicine）のいじめの疑い事例を調査するための行動計画がある。「あなたへのいじめ（Bully for you）」と題したブログでは，誰しもがどこかの時点でいじめに関与していることを示唆している。英国王立外科医師会（Royal College of Surgeons）の「それを取り除こう（Let's remove it）」と題した，いじめと誹謗中傷を防止するためのキャンペーンから，いじめが患者安全と臨床チームに及ぼす影響についてのエビデンスが提示されている。例えば，有害事象の67％，医療上のエラーの71％，周術期死亡の27％は，周術期における破壊的行動（disruptive behaviour）だけに起因すると，医療専門職は考えていた（Royal College of Surgeons Edinburgh, 'Let's remove it'）。

　CanMEDS Physician Health Guide（「参考文献」の項を参照）（Puddester *et al*., 2019）では，研修中の脅迫や嫌がらせ，専門職の破壊的行動などの問題が，いつどのように発生したかについて，事例と解決策を通じて検討されている。有害な人物（toxic individual）かどうかを識別するのは困難な場合がある（Box 7.8 参照）。有害な人物の行動による悪影響を軽減するための対策を講じる必要があり，ときには，その個人をチームから排除することになる場合もある。

Box 7.8　有害な人物を認識する

　チュートリアル中に，ある医学生の前で行われたデブリーフィングで，臨床監督者が研修医に対して激怒したというインシデントを，サイマは耳にした。その学生は過去にも，このような事態が起きて非常に動揺したことをサイマに伝えていた。
　数カ月前に同じ臨床監督者がサイマに腹を立て，彼女のことを専門職の管理団体に報告すると脅し，サイマは精神的に不安定であるため辞職すべきだ，と告げたときのことをサイマは思い出した。

サイマはその臨床監督者よりもかなり先輩であったが，その脅迫のせいで行動できないと感じていた。彼女は研修医の体験を聞いて初めて，研修医を守るために対処が必要であることを認識し，直ちに行動を起こした。チーム全員が最初のインシデントを認識した後，臨床監督者がいじめのような行為を繰り返していたことが判明した。他にも認識すべき多くの問題があったが，誰も行動を起こしていなかった。当事者たちは助言を求め，必要な措置を講じた。問題の臨床監督者は程なくしてその施設を去ることになった。

有害な職場を避ける

Duma ら（2019）は，互いに敬意が払われる職場の確立を，がん治療の臨床現場で検討してきた。そこでは，嫌がらせ，差別，無意識のバイアス，不作法，マイクロアグレッション[訳注3]などの要因が，ささやかな肯定，包摂性，心理的安全性，男女平等，法的保護によって相殺される。世代，文化，性別の間に，障壁ではなく，架け橋を築くことが積極的な措置である。教育は，些細な攻撃の認識を可能にし，持続可能で良好な仕事上の関係を保証する。彼らは，ビジョンを共有すること，ゼロから始める準備をしておくこと，個性を称賛すること，率先して模範を示すこと，チームメンバー全員とともに方針を策定すること，チームメンバー全員のウェルビーイングとプロフェッショナリズムを確保すること，を推奨している。有害な環境や排他的な環境で問題を解決するのは容易ではなく，解決にはチームだけでなく，組織の関与も必要である。

キャリア形成の機会，同僚の支援，役割の明確化，意思決定への参加，スキルの多様性といった仕事のポジティブな要因（仕事上の資源）は，仕事での強いプレッシャー，好ましくない労働環境，精神的に負担のかかる同僚との関わりといった仕事上の負担を，軽減することができる。

結　　論

優しさと礼儀正しさは，医療チームの有効性を最大限に高める上での基本である。優しさと礼儀正しさは命を救うことにつながる。安全な医療を提供していく

訳注3）意図的か否かにかかわらず，政治的文化的に疎外された集団に対する何気ない日常の中で行われる言動に現れる偏見や差別に基づく見下しや侮辱，否定的な態度のこと。

上での優しさと礼儀正しさの役割に関するエビデンスが増えてきている。無礼や不作法は被害者だけでなく，チームの他のメンバー，患者，傍観者にも影響を及ぼす。本章では，無礼や不作法が患者に及ぼす影響（屈辱感など）について検討した。シュワルツ・ラウンドは，Ken Schwartz が優しさを「本来なら耐えられないことに耐えられる」ようにすると表現したことを受けて開発された。いじめや有害な人物はチームワークを損なうため，それらの行動を認識して措置を講じる必要がある。リーダーの立場にある者は，優しさの行為だけでなく，チームに影響を及ぼす負の要因も認識しなければならない。優しさの行為や向社会的行動は，たとえ小さなものでも，チームに大きなプラスの効果をもたらしうるという本能的な感覚を裏付けるエビデンスが増えつつあるのは心強いことである。

「いつの時代も人は理想のために立ち上がり，人々がよりよく生きられるように行動し，不正を正そうと突き進む。そのたびに，人々は小さな希望の波を送り出し，幾多のエネルギーと勇気の中心から互いに交わり，その波が一つの流れとなり，抑圧と抵抗の巨大な壁を押し流すことが可能になる」

——ロバート・F・ケネディ

■引用文献

Chancellor, J., Margolis, S., Bao, K.J. and Lyubomirsky, S. (2017) Everyday Prosociality in the workplace. The reinforcing benefits of giving, getting and glimpsing. *Emotion*, 18(4). DOI: 10.1037/emo0000321.

Duma, N., Maingi, S., Tap, W. *et al.* (2019) Establishing a mutually respectful environment in the workplace: a toolbox for performance excellence. *American Society of Clinical Oncology Educational Book*, 39, e219–226.

Gerada, C. (2017) *ABC of Clinical Professionalism*. Wiley, London.

Goodrich, J. (2011) *Schwartz Rounds — Evaluation of the UK Pilots*. The Kings Fund. London, UK.

Harding, K. (2019) *The Rabbit Effect*. Atria Books, New York, NY.

Hewitt, S. and Kennedy, U. (2020) *The Wellness Compendium*. Royal College of Emergency Medicine, London, UK.

Katz, D., Blasius, K., Isaak, R. *et al.* (2019) Exposure to incivility hinders performance in a simulated operative crisis. *BMJ Quality and Safety*, 28, 750–757.

Logan, T. and Malone, D.M. (2018) Nurses' perceptions of teamwork and workplace bullying. *Journal of Nurse Management*, 26(4), 411–419.

Markiewicz, L., West, M. and McKimm, J. (2017) Leading groups and teams (Chapter 5).

ABC of Clinical Leadership. *BMJ Books,* London, UK.

Mathers, N. (2016) Compassion and the science of kindness: Harvard Davis Lecture 2015. *British Journal of General Practice*, 66(648), e525–e527.

Olsen, E., Bjaalid, G. and Mikkelsen, A. (2017) Work climate and the mediating role of workplace bullying related to job performance, job satisfaction, and work ability: A study among hospital nurses. *Journal Advances Nursing*, 73 (11), 2709–2719.

Porath, C. and Erez, A. (2011) How rudeness takes its toll. *British Psychological Society*, 24, 508–511.

Porath, C. and Pearson, C. (2013) The price of incivility. *Harvard Business Review*, 91(1–2), 114–121, 146.

Puddester, D., Flynn, L. and Cohen, J. (2019) *CanMEDS Physician Health Guide: A Practical Handbook for Physician Health and Well-being.* The Royal College of Physicians and Surgeons of Canada, Ottawa.

Riskin, A., Erez, A. and Foulk, T.A. (2015) The impact of rudeness on medical team performance: a randomised trial. *Paediatrics*, 136(3), 487–495.

Shirom, A., Toker, S., Alaky, Y. *et al.* (2011) Work-based predictions of mortality: a 20 year follow up of healthy employees. *Health Psychology*, 30 (3), 268–275.

Smith, J., Stewart, M., Foggin, S. *et al.* (2020) Schwartz Centre Rounds in second-year medical students using clinical educator-facilitator group work session: not just 'a facilitated moan' ! *BMC Medical Education*, 20, 271.

Smith, J.G., Morin, K.H. and Lake, E.T. (2018) Association of the nurse work environment with nurse incivility in hospitals. *Journal of Nurse Management*, 26(2), 219–226.

■ 参考文献

Arnetz, J., Fitzpatrick, L., Cotton, S. *et al.* (2019) Workplace bullying among nurses: developing a model for intervention. *Violence and Victims*, 34(2).

Cracknell, A. and Cooper, N. (2017) Communication in teams (Chapter 5), *ABC of Clinical Communication*. BMJ Books.

Peachy, R. (2020) Tackling toxic tribalism in the health care service. *National Health Executive.*

Porath, C. (2016) Mastering Civility. A Manifesto for the Workplace. New York.

Porath, C. (2018) Why Being Respectful to Your Co-workers is Good for Business. TED talks, University of Nevada.

Swanwick, T. and McKimm, J. (2017) *ABC of Clinical Leadership.* BMJ Books, Wiley, London, UK.

Turner, C. (2019) When Rudeness in Teams Turns Deadly. TED Talks. TEDx Exeter.

Wald, H.S. (2020) Optimizing resilience and well-being for healthcare professions trainees and healthcare professionals during public health crises – Practical tips for an 'integrative resilience' approach. *Medical Teacher*, 42(7), 744–755.

■ ウェブサイト

Civility Saves Lives. Available at: civilitysaveslives.com.

hellomynameis. Available at: https://www.hellomynameis.org.uk

The Point of Foundation Care. Available at: www.pointofcarefoundation.org. uk/resource/dr-kieran-sweeney-talks-experiences-cancer-patient/ (accessed 11.01.2021).

Regarding Schwartz Rounds. Available at: www.thepointofcarefoundation.org.uk (accessed 11/1/2021).

The Nine Leadership Dimensions. Available at: https://www.leadershipacademy.nhs. uk/resources/healthcare-leadership-model/nineleadership-dimensions/ (accessed 11/1/2021).

Watch a Schwartz Round. Available at: www.pointofcarefoundation.org.uk/resource/ watch-a-schwartz-round/ (last accessed 11/10/2020).

Wellness Compendium. Available at: https://www.rcem.ac.uk/docs/SustainableWorking

第8章

組織の優しさ

ニコラ・クーパー[原注1], バリー・エヴァンス[原注2]

⊶ 概　　要

・「道徳的負傷（moral injury）」とは，レジリエンスとバーンアウトは常に状況に依存するという事実を物語る用語である。
・組織の優しさ（organisational kindness）は，個人，グループやチーム，医療機関，そしてより広範なシステム，という4つのレベルに存在する。
・優しい医療機関には，スタッフに対して3つの主要な役割があり，それはすなわち，より広範な医療システムとの連携，資源の最適化，組織の評判および価値観の維持である。
・患者安全を維持するためには，属している組織が自身の懸念に対応してくれると，スタッフが確信していなければならない。
・従業員のモチベーションは「衛生要因（hygiene factor）」と「動機づけ要因」によって決定され，これらが生産性とパフォーマンスに影響を及ぼす。

■ はじめに

　レジリエンスとは困難から素早く回復する能力のことであり，バーンアウトから我々を守ってくれる。「バーンアウト」という用語が何を意味するかは誰もが知っているが，実際には標準的な定義は存在しない。この用語は1970年代にFreudenbergerが考案したもので，職場においてエネルギー，力強さ，資源が過度に要求されることから生じる倦怠感，疲労感，欲求不満，皮肉な態度，無力さなどの一連の症状を表すものであった。バーンアウトは単一の疾患というよりも，一連の症状であり，英国の医師および看護師の最大40％に影響を及ぼしている。MBI尺度（Maslach Burnout Inventory）は，バーンアウトの定量化に過去数十年にわたり用いられてきた（図8.1参照）。世界保健機関（World

---

原注1）Nicola Cooper, Medical Education Centre, University of Nottingham, UK
原注2）Barry Evans, University Hospitals of Derby & Burton NHS Foundation Trust, UK

Maslach Burnout Inventory（MBI）は妥当性が確認された心理的尺度であり，職業上のバーンアウトに関連する 22 の項目で構成されている。情緒的消耗感，脱人格化，個人的達成感という 3 つの次元を測定する。MBI の回答にかかる時間は 10 〜 15 分であり，個人またはグループでの実施が可能である。

情緒的消耗感（Emotional Exhaustion）

9 項目の情緒的消耗感尺度では，仕事で精神的疲労度が増加した状態で疲弊しているという感覚を測定する。スコアが高いほど，バーンアウトを強く経験していることになる。

脱人格化（Depersonalisation）

5 項目の脱人格化尺度では，自身のサービス，ケア，治療，指導を受ける人に対する冷淡で非人間的な反応を測定する。スコアが高いほど，経験したバーンアウトの程度が高いことになる。

個人的達成感（personal accomplishment）

8 項目の個人的達成感尺度では，人とともに仕事をする上での有能感や達成感を測定する。スコアが低いほど，バーンアウトを強く経験していることになる。

図 8.1　Maslach Burnout Inventory（MBI）
出典：Maslach *et al.* より引用（1996-2016）

Health Organization：WHO）の国際疾病分類（International Classification of Diseases：ICD）では，バーンアウトを「活力が枯渇した状態（a state of vital exhaustion」と定義されている。

過去 10 年以上にわたり，バーンアウトという用語は医療従事者の苦痛を表すのに用いられてきたが，その用いられ方には問題があり，バーンアウトに苦しんでいる医療従事者には何か問題があるのではないか，（ひょっとしたら）レジリエンスが高い同僚と比べて何か欠点があるのではないか，という認識を暗に示しているかのようであった。レジリエンス・トレーニングは医療機関によって導入された。しかしながら，レジリエンスとバーンアウトは常に状況に依存する。2018 年には，医療従事者の苦痛に関する議論が「道徳的負傷」という概念に移行した。道徳的負傷は，ベトナム戦争の退役軍人で心的外傷後ストレス障害（Post-traumatic Stress Disorder：PTSD）に類似する症状を呈していた人々において初めて報告された。彼らは自身の身の安全に対する差し迫った脅威を経験したのではなく，自身の道徳に対する損傷を繰り返し経験していたのであった。彼らは何らかの形で，自分が正しいとしていた信念に反する行動を強制されていた（図8.2 参照）。

軍隊での例	医療での例
軍人は高度な訓練を受けた専門職であり，紛争地域に入り，暴力や負傷，さらには死に直面する準備が整っている。「軍の契約（military contract）」は，兵役に服する者とその家族が公正に扱われることを保証するという，国家による成文化されていない約束である。	医療従事者は高度な訓練を受けた専門職であり，ときに自身の安全をリスクに曝す可能性のある困難な環境で業務を行う準備が整っている。英国 NHS 憲章は，NHS のスタッフとの誓約など，NHS の基本原則と価値観を規定している。
米国主導の連合軍がサダム・フセイン政権を転覆させた 2003 年のイラク戦争では，大量破壊兵器がイラク国内に存在しているとの見解を根拠にしていたが，実際に大量破壊兵器が発見されることはなかった。多くの NATO 諸国がこの戦争に反対し，国連事務総長はこの戦争を非合法と宣言した。英雄と称賛された英国軍は防護具の不足に苦しみ，多数の死者が出た。英国のある事務弁護士は，英国の軍人に対して 1,000 件以上の戦争犯罪があったと主張して訴訟を起こしたが，その後，この事務弁護士は名簿から抹消された。数年後には，1 件を除くすべての告訴が取り下げられた。	COVID-19 のパンデミックは，英国では 2020 年 5 月に最初のピークを迎えた。英国政府は，当時，緊縮財政下にあった 2016 年に実施されたパンデミック準備演習（コードネーム「Operation Cygnus」）の勧告に従って行動を起こすことができなかった。英雄と称賛された英国の医療従事者は，パンデミックの発生当初，防護具の不足に苦しんでいた。対応可能人数を確保するため，緊急のがん検査や治療を含む「ルーチン」ケアはすべて延期された。病院や介護施設への訪問が禁止されたが，これは，患者たちが愛する人と会えないまま COVID-19 で死亡したことを意味する。
これらの出来事を受けて，英国では防護具，住居，報酬，悪意ある訴追からの保護，退役軍人のための医療（メンタルヘルスケアを含む）へのアクセスなど，多岐にわたる問題を対象として，軍の契約に関する議論が交わされた。	この時期には，この新しい疾患や，その臨床像，伝播様式について多くのことが不明であった。公衆衛生に関するメッセージは混乱を招くように思えるものであった。看護師などのエッセンシャルワーカーに対する社会の価値観について，防護具や報酬，職場での駐車料金の問題など，多岐にわたる議論が交わされた。

図 8.2　道徳的負傷：何が正しいのか，何が必要なのかを知っていながら，自分ではコントロールできないと思われる制約のために，それを提供できないという困難な状況
出　典：Armed Forces Covenant, proudly supporting those who serve.（https://www.armedforcescovenant.gov.uk/）に基づく

　我々は医療従事者として，患者を第一に考えるという義務を真剣に受け止めている。医療におけるキャリアは，しばしば仕事というより使命とみなされ，それはある程度の献身，犠牲，長時間の関わりを必要とする。英国医学協議会（General Medical Council：GMC）によると，医師の最初の務めは「担当する患者のケアを第一に考える」ことである（図 8.3 参照）。我々は患者の最善の利益に反すると思われる決定を下すことを余儀なくされるたびに，道徳的に正しくないという感

覚を覚える。時間の経過とともに，このような損傷を繰り返し受けると，道徳的負傷に発展する。道徳的負傷とは，患者が何を必要としているのかを知っていながら，自分ではコントロールできないと思われる制約のために，それを提供でき

患者は自身の生命と健康について医師を信頼できなければならない。その信頼を正当化するには，人間の生命を尊重し，4つの領域において自身の実践が自身に期待される基準を満たしていることを保証する必要がある。

知識，技能，パフォーマンス
- 患者のケアを第一に考える
- 適切かつ標準的な実践とケアを提供する
  - o 自身の専門知識と技能を常にアップデートしておく
  - o 自身の能力の限界を認識し，その範囲内で業務に当たる

安全と質
- 患者の安全，尊厳，快適さが損なわれていると考えられる場合に迅速な対応をとる
- 患者と公衆の健康を保護・促進する

コミュニケーション，パートナーシップ，チームワーク
- 患者を個人として扱い，患者の尊厳を尊重する
  - o 患者に対して丁寧かつ思いやりのある態度で接する
  - o 患者の秘密を守る
- 患者と協力し合って取り組む
  - o 患者の懸念や希望に耳を傾け，それに応える
  - o 患者が理解できる方法で，欲しい情報や必要な情報を患者に提供する
  - o 患者が患者自身の治療やケアについて共に決定する権利を尊重する
  - o 患者の健康を改善して維持するためのセルフケアを支援する
- 患者の利益に最もつながる方法で同僚と協力する
- 信頼を維持する
- 正直で率直であり，誠実に行動する
- 患者や同僚を不当に差別しない
- 自身に対する患者の信頼や医療専門職に対する社会の信頼を決して乱用しない

自身の専門職業務に対して個人的な責任を負い，自身の決定や行動の正当性を示せるよう常に準備をしておく必要がある。

図 8.3　英国医学協議会（General Medical Council）による医師の義務
出典：General Medical Council（2019）© 2020, GMC

ないという困難な状況を表した用語である。

Talbot と Dean（2019；「参考文献」の項を参照）は，「医療従事者が，良好なケアを提供しようとする中で破綻したシステムとの闘いに肉体的にも感情的にも疲弊しているとき，良好なケアを提供する上で対処できない障壁に頻繁に直面して無力感を覚えているとき，システムの機能不全のせいで患者の苦痛が避けられないとき，患者に感情移入することは耐えられないため患者を非人格化するとき，バーンアウトは道徳的負傷の最終段階であると我々は考えるようになった」と述べている。道徳的負傷についての話題は，バーンアウトとは対照的に，破綻したシステムに注意が向けられることになる。

■ 道徳的負傷の影響

破綻したシステムとの闘いに疲弊した医療従事者は，自身を守る手段としてギブアップをする。医療従事者の声，すなわち医療における「炭鉱のカナリア[訳注1]」が失われるのである。これは最終的には良質とは逆の，安全でない，非効率で，効果のない医療につながる。

良好なケアを妨げるいかんともしがたい障壁に直面することが常態化しているために医療従事者が無力感を覚えている場合，その結果として，裏切りや不信といった感情が生じる。道徳的負傷の中核である個人の倫理規範に対する違反は，行動的，感情的，心理的な傷を持続的にもたらし，個人の自己同一性を歪め，他者に対する反射的な不信感を引き起こす可能性がある。その結果，最終的には臨床リーダーシップが欠如し，それにより患者アウトカムに悪影響が生じることになる（Box 8.1 の事例を参照）。

システムの機能不全の結果，感情移入すると耐えられないという理由で医療従事者が患者を非人格化すると，パーソン・センタード・ケアが欠如し，チーム内の他のメンバーに対するケアも欠如する可能性がある。これは最終的には不満と不良なケアの連鎖につながる。

個人に目を向けるだけでは不十分であり，組織の優しさが道徳的負傷やバーンアウトの影響を軽減すると同時に，患者のアウトカムを改善するといった，目的達成の手段として機能する他の資源を探求する必要もある。

訳注1）何らかの危険が迫っていることを知らせてくれる前兆のこと。

組織の優しさのレベル

　医療の質を改善するために個人のみに焦点を置く方略が効果的となることはほとんどない。医療は医療機関内のグループやチームで働く個人によって提供され，その医療機関もより広範なシステムの一部を構成している。最大の効果は，これら 4 つのレベルすべてを同時に考慮することで達成される（図 8.4 参照）。

より広範な医療システムとの橋渡し

　医療機関は，グループやチームのメンバーとより広範な医療システムとの橋渡しとして存在する。組織の優しさの核となるのは，組織のリーダーシップと組織文化である。組織文化（organisational culture）は，「その世界の現状とあるべき姿に関する一連の基本的な暗黙の前提であり，それを特定の人々が共有し，自身の知覚，思考，感情，…（中略）…行動を決定するもの」と定義されている（Schein, 1985 ;「参考文献」の項を参照）。それらの価値観，信念，行動は「こ

レベル	例
個人	教育 訓練 データのフィードバック リーダーシップの開発
グループ／チーム	業務の再設計 協働 ガイドライン，手順，経路 チームの育成
組織	組織文化 組織学習 組織開発 継続的改善／総合的な質の管理
より広範なシステム	政府の方針 医療報酬制度 国家機関 エビデンスに基づく診療に関する知見をまとめる施設

図 8.4　変化の 4 つのレベル
出典：Ferlie and Shortell より引用（2001）

こでの私たちのやり方」に反映されている。

Box 8.1　医師における道徳的負傷の発生

　フランシス調査報告書の報告書が公表される前の 2011 年，A医師はある大病院で新たに設置された最新の医療部門の臨床リーダーを務めていた。英国保健省から救急対応基準（救急部門での待ち時間）を 4 時間とするよう求められたことを受けて，病院の最高責任者は，ベッドを待っている患者は受付部門が管轄する待機場所で待機することにした。この提案は一時的な措置とされ，下流での患者の流れを改善することを意図したものであったが，結果として，入院病棟の廊下に患者が長蛇の列を作ることになった一方，そのケアを担当するスタッフが増員されることはなかった。患者たちは廊下でしばしば状態を悪化させ，そこで死亡することさえあった。病棟回診は，ときに患者が簡易ベッドで寝ている廊下や診療室で行われた。ときには患者が地元の新聞社に連絡して，廊下の写真を撮りに来られることさえあった。A医師は，患者の流れを改善し，インシデント報告や安全に関する警告をあらゆるレベルで改善するよう提案したが，上級管理者は何も対応しなかった。実際には，A医師が廊下の写真をメールで送り始めた時点で彼らは事態を把握していたというのは，お笑い種であった。勤勉で創造性に富んだ臨床リーダーであったA医師は，道徳的負傷の結果として，すぐに抑うつを感じるようになった。A医師は最終的に退職したが，裏切りと不信の感情がなかなか消えず，最終的には回復したものの，二度と臨床でリーダーの役割を果たすことはなかった。

　2013 年 2 月 6 日に公表されたフランシスの報告書では，2005 年から 2009 年までのミッドスタッフォードシャー NHS 財団トラスト[訳注2]でのケアにおける重大な失敗の原因について検討された。

　医療機関には，スタッフが働く文化を形成する機会がある。組織が優しい文化を促進する方法の例としては，職場での不作法やそれが医療機関でのパフォーマンスに及ぼす影響への取り組みが挙げられる（「参考文献」の項を参照）。ここから発展したのが「Civility Saves Lives（礼儀正しさが命を救う）」キャンペーンであり，このキャンペーンでは，無礼を排除して，より優しく，より効果的な（そして最終的にはより安全な）コミュニケーションの方法を導入することを強く推奨している（図 8.5 参照）。

訳注 2）イギリスのスタッフォードシャーにある 2 つの病院を管理する NHS 財団のトラスト（トラストは，保健省本体から一定の独立性を有する公営事業体的な性格の組織単位）

橋渡しとしての役割を果たす組織は，より広範なシステムで設定された目標を達成すると同時に，患者や介護者，スタッフなどのグループや個人が表明した懸念や考えにも対応しなければならない。組織がこれを怠ると，長期的な害につながる可能性があり，英国では，2012 年にミッドスタッフォードシャー NHS 財団トラストの公開調査報告が実施されるなど，広く世間に知られるようになった一連の不祥事がその例である。

バーウィック・レポート（Berwick Report）（「参考文献」の項を参照）には，組織が「説明責任，信頼，知識の発展のために，あらゆる場所で明確に透明性を受け入れる」ことの必要性が明示的に記載されている。しかしながら，懸念が表明されるには，報復を受けることなく，自身の組織は優しくて思いやりのある態度で対応してくれる，とスタッフが確信している必要がある。報告書では，規制団体が「大多数のスタッフの善意と健全な意思を尊重する」ことの必要性についても記載されているが，その中には，意図的ないし無謀なネグレクトや不当な扱いに対する抑止力として，例外的に刑事制裁を適用することも含めた段階的な対応が盛り込まれている。

患者ケアの改善において NHS を支援する組織である NHS Improvement（NHSI）によって，思いやりのあるリーダーシップ（compassionate leadership）が推進されている。「思いやりのある」という言葉は弱いリーダーシップを連想させるかもしれないが，実際は逆である。米国医療の質改善研究所（Institute for Healthcare Improvement）の名誉会長兼上級研究員である Don Berwick は以下のように説明している。

「思いやりのあるリーダーシップには勇気が必要である。すなわち，メンバーからの難しい訴えに耳を傾ける勇気。メンバーが直面している困難に対する彼らの理解を探求し，自分の解釈に疑問を抱き，捨て去る勇気。週 70

誰かが無礼な言動をすると，
・受けた側の人の 80％がその無礼な言動に悩まされ，時間を無駄にしている
・48％が勤務時間を減らしている
・38％が業務の質を低下させている
・25％がサービス利用者に八つ当たりしている
有能ではない医療従事者ほど質の低いケアを提供する：礼儀正しさは命を救う

図 8.5　不作法の代償
出典：Civility Saves Lives. www.civilitysaveslives.com より引用

時間勤務していること，シフト中にトイレに行く時間がないこと，夜勤で飲食物を調達できないこと，一般市民から暴力や虐待を受ける立場にあること，などがその人をどれほど疲弊させるかを感じ取る勇気。そして，思いやりのあるリーダーシップを実践することとして，何よりもまず，過剰な業務負荷，スタッフ不足，増え続ける需要など，明らかに解決困難な職場の課題に対処するということを受け入れる勇気である」

資源の最適化

橋渡しとしての役割に加えて，医療機関が果たすべき重要な責務の一つは，所有する資源を効果的に利用することである。それらの資源は4つのカテゴリーに分類できる：

- 資金：例えば，NHSでは最近，若手医師のためのスタッフスペースと休憩施設を改善するための基金が利用可能になった。スタッフを支援する資源の効果的な利用のもう一つの例として，効率的かつ費用対効果の高い調達プロセスを通じて，患者ケアの最前線で必要になる基本的な物品（例，デスクスペース，コンピュータ，個人防護具）を提供することがある。
- プロセス（例，組み込まれた慣行や技術支援）：例えば，スタッフが「正しいことを行う」のを容易にし，安全で効果的なケアを提供するプロセスが重要である。多くの医療現場では，プロセスが目的に合っていないことがある。最前線で働くスタッフを継続的な質改善活動に関与させることが極めて重要である。同様に，スタッフを支援する形で資源を効果的に利用するもう一つの例として，臨床プロセスを苛立たせるようなことのない形での情報技術による支援を確保することが挙げられる。
- 場所：劣悪な労働環境は不満や疲労につながる可能性がある。休憩や教育訓練のためのスタッフ用のスペースを確保し，物理的および心理的に安全で良好に維持された環境を確保することは，スタッフのウェルビーイングに直接貢献する。
- 人（スタッフ，患者，介護者など）：個人および専門職の能力開発とキャリアの進展を支援するための資源に投資をすれば，自身の役割が支援されていると感じ，所属する組織から要求されたときに「一層の努力をする」ように動機づけされた意欲のあるスタッフの育成につながる。

組織の評判と価値観を維持すること

　1960 年代には，心理学者の Frederick Herzberg は職場において人々の意欲を高める要素を見つけようとした。彼の知見は他の研究者によって精査され，知識経済への移行にも相まって，新たな要因も浮上してきたが，彼の研究成果は今日においても影響力をもち続けている。仕事に対する満足感と不満は対立するものではない。人には，職場の物理的・生理学的条件に影響される「衛生のニーズ（hygiene needs）」と，仕事自体の性質に結びついた「動機づけのニーズ（motivational needs）」の 2 種類のニーズがある（図 8.6 参照）。

　優しい組織は，これら両方のニーズに着目して，資源を効果的に活用して仕事に対する不満や意欲の源に対処することにより，生産性とパフォーマンスを向上させる。

　優しさが従業員に与える影響としては幸福感やモチベーションなどがあるが，優しさは組織の評判にも影響を与え，有能な人材を引き寄せることで文化改善のポジティブなスパイラルを生み出すことができ，これは日々改善されていく人的資源により形成される関係性から導かれる。

　残念なことに，最も優しい医療機関でさえ，組織再編の影響を軽減することはできない。多くの医療システムが経験しているように，財政や患者ケアの面での有効性に関するエビデンスが不足しているにもかかわらず，頻繁な組織再編が行われており，それらは人間関係に悪影響を及ぼし，不安を生み出し，「活動の勢いの喪失，スタッフへの害につながる重大なリスク，特に医療従事者の間で皮肉な

衛生要因（不満の要因）	動機づけ要因（満足の要因）
組織の方針	達成
監督	認識
監督者との関係	業務自体
労働条件	責任
立場	進歩
セキュリティ	成長
報酬	

図 8.6 Herzberg の衛生要因と動機づけ要因
出典：Herzberg（2003）より引用

言動を生み出すリスク」につながる可能性がある（Edwards, 2010；「参考文献」の項を参照）。最も優しい組織でさえ，外部からの圧力によって，医療専門職間に道徳的負傷を引き起こす状況に不意に戻ってしまうことがある。

職場での喜びを改善する

米国医療の質改善研究所は，2017 年の白書 *"IHI framework for improving joy at work"*（Perlo *et al.*, 2017）を発表し，一歩前進した。

> 「システムの設計が不良であることに加え，時間，資源，エネルギーに対する需要が増大していることから，医療専門職がバーンアウトを経験する割合がますます高まっていることは驚くに値せず，スタッフの離職率も上昇している。
>
> しかし，仕事における喜びは，単にバーンアウトがないことや個人の健康状態の問題ではなく，システムの特性である。バーンアウトは，スタッフの関与，患者経験価値（patient experience），生産性の低下につながり，職場での事故のリスクを高める。スタッフのエンゲージメントの低下は質の低い患者ケア（安全を含む）と関連し，バーンアウトは効果的なケアおよびパーソン・センタード・ケアの重要な構成要素である医療提供者の共感を制限する。

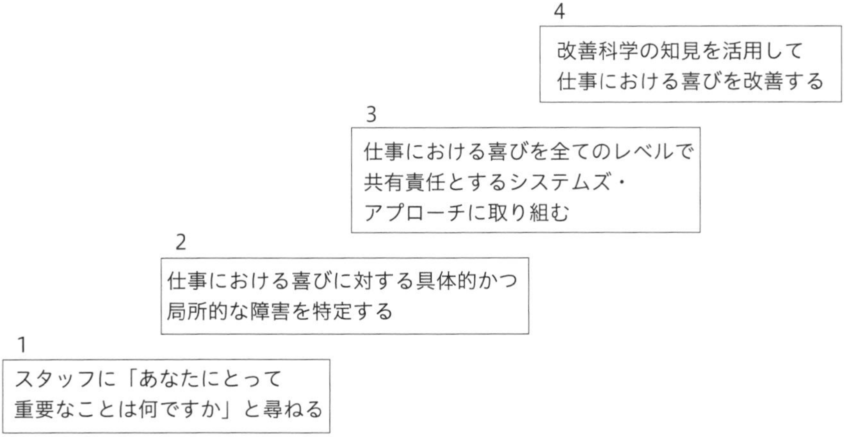

4
改善科学の知見を活用して
仕事における喜びを改善する

3
仕事における喜びを全てのレベルで
共有責任とするシステムズ・
アプローチに取り組む

2
仕事における喜びに対する具体的かつ
局所的な障害を特定する

1
スタッフに「あなたにとって
重要なことは何ですか」と尋ねる

図 8.7　リーダーのための 4 つのステップ
出典：Perlo *et al.* (2017) より引用

　では，このような状況の蔓延に対処するために医療従事者のリーダーは
何ができるであろうか。IHI は，医療従事者の喜びを取り戻すことに焦点
を置くことが解決策の重要な一部だと考えている」

　一見したところ，これは信じがたいことに思えるかもしれないが，複数の人々
がこの課題に取り組んでおり，IHI はリーダーに対して実践的なアドバイスを提

あなたにとって重要なことは何か？	・取りたいときに休暇を取得できること ・自身の業務について，組織から評価され支持されていると感じること ・患者の安全
具体的かつ局所的な障害を特定する	・勤務当番表では当初，最も多忙な時間帯（夕方のシフト）に割り振られていた若手医師の数が最も少なかった ・研修医の病欠率は 4.3％と比較的高く，その穴を埋めるために代診医師と急な契約を結ぶ必要があった ・夜間のチームが残務に追われて勤務していることが多く，患者の評価が遅れていた
システムズ・アプローチに取り組む	・「需要と供給の枠組み」を用いて勤務当番表が設計されたことにより，夕方のシフトが強化され，患者評価の遅れが減少した ・勤務当番表を精査し，影響を受けるすべてのレベルの医師の合意を得た ・研修医のエンゲージメントが評価され，提案された変更が実施された際に，高いレベルの支持を得ることにつながった ・勤務当番表には年次休暇の定員の増加を見込んだ
改善科学の知見を活用する	・これらの変更により，代診医師にかかる毎月の支出が 86.5％削減され，7 日間の人員配置が改善されるなど，組織に有益な結果がもたらされた ・病欠率は 4.2％から 0.3％に減少した ・研修医からの定性的なフィードバックとしては，新しいシステムの下では夕方と夜間のシフト中の方が支援を受けやすいと感じるということが挙げられた ・上級医師は，臨床業務が適時に実施されたことでストレスが軽減され，同時に患者経験価値（patient experience）が改善されたと報告した

図 8.8　職場での喜びを改善する実践例：若手医師の勤務担当表の再設計（United Lincolnshire Hospitals NHS Trust, UK）

供している（図 8.7 参照）。組織が職場での喜びをどのように改善できるかの実施例を図 8.8 に示す。

結　　論

　近年では，チーム，組織，そしてより広範な医療環境が医療従事者のバーンアウトの一因になっていることをより適切に反映するべく，議論の焦点が「バーンアウト」から「道徳的負傷」に移っている。これに対応して，組織の優しさと思いやりのあるリーダーシップも全国的，国際的に議論されるようになっており，これらは生産性や患者のアウトカムと密接に関連している。Herzberg の衛生要因や動機づけ要因に注目した基本的な「ハウスキーピング（維持管理）」の責任に加えて，さらに一歩進んで「職場での喜び（joy at work）」という概念を導入する組織もある。満足や意欲，さらには喜びを構築する方略は，患者，利益，スタッフの点で有益であることは明らかであるが，個人のみに焦点を置いた方略は効果的ではない。優しい医療機関は，組織の優しさを実現するために，いくつかのレベルに焦点を置いて，利用可能な資源（中でも重要なのがリーダーシップ）をすべて活用する必要がある。

参考文献

The Berwick Report (2013) A promise to learn – a commitment to act: improving the safety of patients in England. *National Advisory Group on the Safety of Patients in England.* Department of Health and Social Care. London.

Civility Saves Lives. Available at: www.civilitysaveslives.com (accessed June 2020).

Dean, W., Talbot, S. and Dean, A. (2019) Reframing clinician distress: moral injury not burnout. *Federal Practitioner*, 36(9), 400–402.

Edwards, N. (2010) The triumph of hope over experience. Lessons from the history of reorganisation. NHS Confederation. Available at: www.nhsconfed.org/-/media/Confederation/Files/Publications/Documents/Triumph_of_hope180610.pdf (accessed June 2020).

Ferlie, E.B. and Shortell, S.M. (2001) Improving the quality of health care in the United Kingdom and the United States: a framework for change. *The Milbank Quarterly*, 79(2), 281–315.

General Medical Council (2019) Good Medical Practice. Updated April 2019. Available at: https://www.gmc-uk.org/ethical-guidance/ethical-guidancefor-doctors/good-medical-practice (accessed June 2020).

Herzberg, F. (2003) One more time: how do you motivate employees? *Harvard Business*

Review, **81**（1）, 87–96.

Maslach, C., Jackson, S.E. and Leiter, M.P. (1996–2016) *Maslach Burnout Inventory Manual, 4th edition.* Mind Garden Inc., Menlo Park, CA.

Perlo, J., Balik, B., Swensen, S. *et al.* (2017) *IHI Framework for Improving Joy in Work. IHI White Paper.* Institute for Healthcare Improvement, Cambridge, Massachusetts. Available at: http://www.ihi.org/resources/Pages/IHIWhitePapers/Framework-Improving-Joy-in-Work.aspx (accessed June 2020).

Porath, C.L. and Pearson, C. (2013) The price of incivility. *Harvard Business Review*, **91**（1–2）, 114–121, 146.

Reimagining Better Medicine. Available at: https://fixmoralinjury.org (accessed June 2020).

Schein, E. (1985) *Organizational Culture and Leadership.* Jossey-Bass, San Francisco.

第9章

実践の中でのレジリエンス

キャリー・クレコスキ[原注1]，　ヴィクトリア・ウッド[原注1]

┗■ 概　　要

- 今日のチームベースの診療環境で我々が効果的に業務を行う能力は，我々のレジリエンスとウェルビーイングの影響を受ける可能性がある。
- 効果的なチームワークは我々のレジリエンスとウェルビーイングに寄与する一方，効果的でない関係は悪影響を及ぼす可能性がある。
- チームと各メンバーの成長を確実なものにするには，信頼と敬意，そして効果的なコミュニケーションが必要である。
- 対人ギャップは対立を引き起こし，我々のレジリエンスを低下させる可能性がある。
- 相手のことを最も尊重したうえでの解釈（most respectful interpretation）を探ることは，我々の対人関係を改善することのできる方略である。
- 心理的安全性（psychological safety）とは，率直なフィードバックを行い，創造的なアイデアを奨励し，ミスを率直に認め，互いから学ぶことである。

■ はじめに

　医療従事者は，複雑なシステムの中で業務を行うという現実のためから，常に特有の課題やストレス要因に直面してきた（Braithwaite *et al*., 2009）。誰もがそうであるように，ストレス要因を管理する能力は，自身のレジリエンスおよびウェルビーイングの影響を受ける。今日の医療環境において，医療従事者は，例えば慢性疾患やがんの有病率の上昇，精神衛生上の問題や薬物使用の増加など，一人の専門職だけで対処するには複雑すぎる課題に直面する環境で働いている（Aggarwal and Hutchison, 2012）。そのため，医療従事者は医療のチームベースモデルの中で業務を行うことがますます期待されるようになっているが，それは医療提供者のレジリエンスとウェルビーイングに関して，恩恵と問題点の両方をもたらす可能性がある（図 9.1）。

原注 1 ）Carrie Krekoski and Victoria Wood, Office of the Vice President, Health, University of British Columbia, Canada

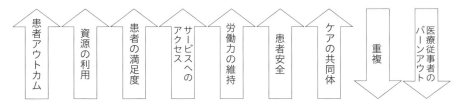

図 9.1　なぜチーム医療なのか？

出典：Aggarwal and Huchinson（2012）；Helfrich *et al.*（2014）；Khan *et al.*（2008）；
Morgan *et al.*(2015)

効果的なチームは，医療提供者のレジリエンスとウェルビーイングにポジティブな影響を与える可能性がある。しかし，効果的でない場合には，チームの一員として働くことが自身のレジリエンスやウェルビーイングにネガティブな影響を及ぼす可能性もある。他者との協働には，情報交換，プロセスの調整，共同での意思決定などの効果的な対人関係が必要であり，そこには上下関係のない協働の明示的な基礎となる価値観がある。これは実践の場において常に存在するとは限らない。

今日のチームベースの診療環境の中でチームと各メンバーの成長を確実なものにするには，信頼と敬意，そして効果的なコミュニケーションが必要である。本章ではまず，レジリエンスの低さがチーム内の相互作用にどのような影響を与えうるのかについて議論する。学生の体験から始めて，実践の一連の過程にまで広げて事例を紹介する。ここで強調しておきたいのは，チームの機能低下は患者ケアに影響を及ぼす可能性があるが，通常は，活気を失ったメンバーが原因となって起こりうる効果的でないコミュニケーションの結果であるということである。次に，効果的なコミュニケーションと心理的安全性を促進するコミュニケーション方略を紹介する。

個人のレジリエンスと実践

まずは，医療従事者が（それ以外の誰にも言えることであるが）業務外に自分の生活があるという事実を認識することから始める必要がある。睡眠不足，栄養不良，対人関係の摩擦，心的外傷などは，日常生活の中で我々のレジリエンスやウェルビーイングに影響を及ぼしうる多くの要素のごく一部に過ぎない（図 9.2）。そして我々はそれを業務に持ち込むが，そこでは医療に内在するストレス要因が複合的な役割を演じる可能性がある。これがひいては，チーム内の人間関係に影

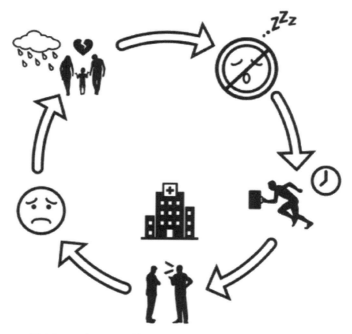

図 9.2　レジリエンス低下のサイクル（Morgan et al., 2015）

響を及ぼし，その後に患者ケアにも影響を及ぼす可能性がある。

■「チーム・レジリエンス」とは何か

　レジリエンスとは，否定的な感情体験や不幸を跳ね返し，脅威の下にいるとき
に，いくつかの肯定的な心理的・行動的特徴を示すことができる個人の能力と説
明されている（Luthans *et al*., 2006；Gupta and Bonanno, 2010）。個人レベ
ルでは，レジリエンスは個人の適応反応として特徴づけられることが最も多い。
チームレベルでは，レジリエンスはチームメンバーによる集団行動や，積極的な
適応につながる集団行動を支える組織プロセスと関連している（Pollock *et al*.,
2003; Bowers *et al*., 2017）。個人のレジリエンスを調査・測定した文献はかなり
多くあるが，チームのレジリエンスに関する研究はようやく現れ始めたところで
ある（Salas *et al*., 2018）。

患者ケアへの影響

　複雑な問題を抱える患者には，患者ケアのさまざまな側面に貢献する複数の医療専門職が関与する場合が多い（Box 9.1）。

Box 9.1　チーム医療

　「2 名以上の医療専門職が，患者，介護者の家族，地域サービス提供者とともに，安全かつ効果的で患者中心の適時かつ効率的で公平なケアを実現するという，状況内および状況間で共有された目標に向かって連携して働くことにより，個人や家族，その地域社会に包括的な医療サービスを提供すること」

　出典：Mitchell *et al*. （2012）ⓒ 2012, Project HOPE: The People-to-People Health Foundation, Inc

---

　プロセスと報酬モデルが協働をサポートしていないことがしばしばみられ，担当する患者のケアに関与する他者とコミュニケーションをとり協働するという責任を個々の医療専門職が負うことになる可能性がある。これらの労力が負担と認識されると，医療専門職のコミュニケーションや協働への意欲に影響が及び，結果的に患者ケアにも影響を来す可能性がある。

　一貫したメッセージと提案を確実に提示でき，重複を減らし，ケアを調整することができるよう，チームは効果的に協働する必要がある。医療における構造やプロセスが協働をサポートしていない場合，医療専門職は，多忙な業務の中でチームのメンバーと協働する時間や余地を見つけることに困難を感じる可能性がある。このことは，チームレジリエンスとウェルビーイングに周期的な影響を及ぼす可能性がある。他者とのコミュニケーションや協働にかかる時間を負担と感じている医療提供者は，コミュニケーションを取ったり協働したりする可能性が低いだろう（Box 9.2）。その結果，効果的でない患者ケアにつながる可能性がある。医療専門職が患者やその家族と一貫したメッセージを共有しない場合には，医療チームへの信頼が低下する可能性がある。そうなると，患者が医療専門職の助言に従う可能性が低くなり，そのことは医療専門職が自分の能力についてどのように感じるかということに影響を与え，ひいてはレジリエンスやウェルビーイングのさらなる低下につながる可能性がある。

Box 9.2　事例研究──「誰の話を聞けばいいんだ？」

　人工膝関節置換術を受けたばかりの 76 歳の高齢男性であるジョージは退院を強く希望している。

　彼を担当する理学療法士のサミアは，病欠していた同僚の患者もカバーしている。作業療法士のクレアは，自宅に病気の娘がいたため，仕事に遅れて到着した。サミラとクレアは同時にジョージの病室に到着し，退院計画について話し合った。ジョージの娘も一緒にそこにいる。サミアは彼らにジョージが 15 mほど歩けるようになれば，順調に回復してきているので退院できると伝えた。すると，クレアが話に割り込んできて，ジョージに合う車椅子を用意すれば，すぐにでも自宅に帰れると提案した。ジョージは混乱して，どちらの勧めに従ってよいか分からず，不満そうな顔で娘の方を向いた。人工膝関節置換術を受けたばかりの 76 歳の高齢男性ジョージは，退院を切望している。

■ ヒエラルキーと対立

　医療の構造とプロセスは，「個々のチームメンバーの認識された立場が，権威，権力，自律性の問題で，チームの調和を乱す可能性がある」（Hall and Weaver, 2001）という古来からのヒエラルキーをも反映している可能性がある。「一部の医療専門職は他と比べて，専門職の役割や責任という従来の階層から，より協調的な方法で他の専門分野と連携する体制に移行することに困難を抱えている」可能性がある（Health Council of Canada, 2009）。これはチーム内の対立につながり，個々のチームメンバーのレジリエンスやウェルビーイングに悪影響を及ぼす可能性がある。未解決の対立は，チームの機能だけでなく患者ケアにも影響を及ぼすため，信頼と敬意，効果的なコミュニケーションが不可欠である（Box 9.3）。

　我々はチームレジリエンスとウェルビーイングを支えるために協力する必要がある。このことに関しては，効果的なコミュニケーションがメンバー間の共感と理解の醸成に役立つ可能性がある。チームミーティングのための共通の時間を確保することに伴う問題について，一部のメンバーに柔軟性と理解を示してもらうことが必要になる場合もある。一部のメンバーに，他のメンバーのスケジュールやセルフケアの必要性に共感し，支援してもらう必要が生じる可能性もある。

Box 9.3　事例研究──「私を誰だと思っているんだ？」

　ジャマルはレイラの歯科診療所に勤め始めた歯科衛生士である。2 人は 3 週間に

わたり一緒に仕事をしてきたが，ジャマルは業務のやり方が以前の職場とは大きく異なることに気づき始めていた。ジャマルは以前の職場を気に入っていたが，それは自分で勤務時間を決めることができる独立した診療業務であったからである。レイラはより協働的なアプローチを好む人であったため，ジャマルは複雑な事例に関してレイラとともに業務を行うことになることが多くなっている。ジャマルは午後と夕方しか勤務していないにもかかわらず，ジャマルが出席する必要があるチームミーティングを，隔週の月曜日の午前中にレイラがスケジュールしている。今日，ジャマルはレイラとともに患者を診察しているが，ジャマルは午前中のヨガ教室を欠席しなければならなかったことでイライラしている。レイラがジャマルに新しいガーゼを注文するように依頼すると，ジャマルは怒りをあらわにして，それは自分の仕事ではない，とぞんざいに言い放ってしまった。患者が恐る恐る自分のことを見上げていることに，ジャマルは気づいた。

学生の経験

レジリエンスの低さが医療専門職の実践に及ぼす影響は，研修の段階から始まる可能性がある。そこでチーム医療を支援する協働的なコンピテンシーを構築するための仕組みとして，多職種連携教育（interprofessional education：IPE）が世界中の医療専門職教育プログラムに組み込まれつつある（Thistlethwaite, 2012）。この種のトレーニングはしばしば実践環境で実施されるもので，既存の全体カリキュラムに追加される。そのため，求められる事項の多い医療専門職教育プログラムで研修していることによるプレッシャーのために，学生はレジリエンスの低い状態でセッションに参加する可能性がある（Box 9.4）。しかしながら，IPE はレジリエンスが高いチームを構築するのに必要な効果的なコミュニケーションを向上させるための重要な仕組みであり，これは，各医療専門職が独自の「専門用語，問題解決のための類似のアプローチ，共通の関心事項と問題の理解」（Hall and Weaver, 2001）を持ち合わせているため，このことを他者が理解して認識する必要があるから重要なのである。このような実践に基づく学習の中でコミュニケーションや個人間の交流がうまくいかないと，長期的にはチームの結束に悪影響を及ぼす可能性がある。

Box 9.4　事例研究――「多職種連携学習はもうたくさん！」
ナディアは 3 年目の看護学生で，近く行われる試験のため 1 週間前から勉強で忙

しくしており，合格できないのではないかと心配していた。試験は金曜日だが，その週は毎日実習があり，日中は勉強時間が取れなかった。ここ2日の睡眠時間は合計でわずか6時間で，自動販売機で購入した食べ物とコーヒーで生活している。通常，木曜日の午後はカリキュラムの中でグループ学習時間として確保されている。しかし，今月に入り，彼女のプログラムでは，その時間に自身の配属施設で多職種グループ学習セッションが予定されている。今日のセッションでは，6名の学生で構成される多職種グループに入り，複雑な倫理的事例についてディスカッションすることになったが，ナディアは自身がその事例について真面目に取り組む気になれず，また取り組めないと思い，このセッションが完全に時間の無駄であることに苛立ちを表した。この時点では，彼女はこのような多職種連携セッションが将来の実務に何の役にも立たないと感じている。セッションの後，グループの他のメンバーは，看護師はあまりにも失礼な態度であった，他の専門職種と協力しようとしないのは不快であった，と話し合っている。

医療専門職の教育プログラムと学生の双方が，学生のレジリエンスとウェルビーイングを支援する方略を検討する必要がある。これはストレスフルな時間であり，学生のウェルビーイングに大きな影響を及ぼす可能性がある。医療専門職教育プログラムは多くの学修項目を課しており，このことはしばしば不健康な食習慣や睡眠不足につながり，これらは自身のレジリエンスやウェルビーイングに大きな影響を与える（第5章および第10章参照）。

■ 認識と意図：対人ギャップを埋める

コミュニケーションは，個人のレジリエンスおよびチームレジリエンスと同様に，コンフリクトマネジメントの基盤となる。対人ギャップモデルは，チームのメンバー間で誤解が生じる可能性の一部を説明するものである（図9.3）。それは，ある個人の意図と相手に生み出された効果との間の一致の程度を指す。効果と意図したもの一致度が良好なら，そのギャップは埋められる。意図した内容と受け手の解釈との間の対人ギャップが大きいと，その交流による感情面への影響は相当なものになる。このモデルでは，他者とのあらゆる交流において我々一人ひとりに意図があり，我々はその意図を言葉や身振りにコード化し，受け手は我々の言葉や行動を解読して自身の解釈を作り上げると説明している。受け手側の解読によって，メッセージの一致度と，そのメッセージが受け手に与える最初の心理的影響が決定される。

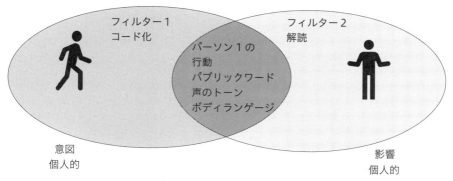

図 9.3　対人ギャップ　出典：Based on Wallen（1967）

　例えば，私が「スミスさんの用量を今日調整します」と言うとき，その変更の妥当性を肯定的に確認して承認するつもりであったとしても，受け手側は私のメッセージを自分たちがミスをしたという意味と解釈する可能性がある。受け手側の女性がそもそも用量の調整を予定していたのなら，この解釈には当惑するかもしれない。次に私たちがやり取りするときには，彼女の私に対する認識は前の解釈によってフィルターがかけられ，彼女はさらなる侮辱を回避するために私を避けるかもしれない。この事例では，私が自分の意図を明確に述べず，また彼女も「えっ，それはどういう意味ですか」と返さなかった。医療従事者間のこのような対人ギャップは，チームメンバーと患者ケアに大きな影響を及ぼす可能性がある。

　我々は，自身の経歴，思い込み，バイアス，好みによって影響を受ける個人的なフィルターをすべての関わりの中に持ち込んでいる。それらは，受け取ったメッセージに対する我々の意図や解釈をふるい分けする要因であり，有害な関わりになる機会はあらゆる場面に存在する。これは多職種チームで特に顕著であるが，それは我々が使用する言語（専門分野固有の言語）や患者ケアに対するアプローチが異なるためである。多職種チームの根底を揺るがす思い込みに飛びつく前に，使っている言葉や自身の意図について互いに確認し合うことで，対人ギャップを埋めることができる。

相手のことを最も尊重したうえでの解釈（Most respectful interpretation）

　相手のことを最も尊重したうえでの解釈（Most respectful interpretation）は，対人ギャップを埋めるための戦略である。これは，チームが判断を保留して，人々の行動がネガティブな意図ではなく，レジリエンスが低いことの結果であるかもしれないという認識を持つサポーティブな文化を構築する方法の一つである（Russell *et al.*, 2007）。このアプローチでは，すべてのコミュニケーションについて，最善で，最も優しく，最も助けになる解釈のみを考慮し，その解釈のみに基づいて対応することが推奨される（Box 9.5）。そこで選択する尊重したうえでの解釈は必ずしも正確である必要はないが，その解釈に基づいて対応することで，我々の行動はよりポジティブな関わりにつながる方向に変化する。

> **Box 9.5　事例研究──相手のことを最も尊重したうえでの解釈**
>
> 　スーナは特定の患者をケアするチームと連携しており，その患者と会う前にマリーから情報を入手する必要がある。マリーと連絡が取れないため，スーナはマリーにメールを送信する。マリーから返事がないため，スーナはマリーに何回か留守番メッセージを残す。スーナは，マリーと前回一緒に仕事をしたとき，マリーとの間に意見の相違があったことを突然思い出す。そのため，スーナはマリーが自分とのコミュニケーションを避けているのだと結論する。日が経つにつれて，スーナはマリーが自分を妨害しようとしていると確信するようになる。マリーは私のことを決して好きではなかったとスーナは回想する。スーナは，今度マリーが患者のために自分から何かを必要としても，それを渡さないと決意する。
>
> 　この場合，スーナが相手のことを最も尊重したうえでの解釈という哲学を採用すれば，省察を通じて，また自分自身の考えや推測をより深く認識することによって，マリーとのコミュニケーションや関係を改善することが可能になる。
>
> 　このアプローチを用いる場合，スーナはまずできるだけ客観的に状況（この場合はマリーからメールの返信がなかったという事実）を観察することから始める。次にスーナは，この状況とマリーの行動について考えられる理由を，マリーは病気で休んでいる，マリーにメールが届いていなかった，マリーが無視しているなど，できるだけ多く考える。判断を保留して相手のことを最も尊重したうえでの解釈を選択することで，スーナはポジティブに対応する可能性が高くなる。次にマリーに会うときにスーナは，「私からメールは届きませんでしたか。ここのコンピューターは

よく調子が悪くなりますよね。返信がなかったので心配になりました」と尋ねる。これに対してマリーは謝罪し，家族の緊急事態のために仕事を休んでいたこと，不在時の自動返信メールの設定を忘れていたこと，あるいは1週間以上メールを確認していなかったことをスーナに伝える。

相手のことを最も尊重したうえでの解釈には，自身の思考や推論を他者に対してより明確にし，他者の思考や推論について質問することが含まれる。グループが効果的に機能することを可能にするのは，傾聴と交流の質である。

それはポジティブな意図を前提としており，気兼ねなく互いの話に耳を傾けることに集中できるようさせてくれる。我々は自分のことについては善意に基づいて判断することが多いが，他者の行為に対してはネガティブな解釈を付けることがある。このダブルスタンダードは，無用な不信感を招き，進歩を阻害し，不必要なストレスを生み出す可能性がある。この相手のことを最も尊重したうえでの解釈という哲学を採用することによって，我々は他者の最大の善意を前提にすることとなる。

チームにおける道徳的な勇気と心理的安全性

対人ギャップを減らし，傾聴をサポートするアプローチは，職場環境における心理的安全性を高めることにつながる。Clark（2020）は，心理的安全性の4つの類型を同定している。

1 インクルージョン（inclusion：包摂）の安全性（inclusion safety）：チームに属しているというインクルージョンと全員の安全が守られていること
2 学習者の安全性（learner safety）：批判を受けることなく学習し，ミスをすることが許されること
3 貢献者の安全性（contributor safety）：自律性をもってチームに貢献することが許されること
4 挑戦者の安全性（challenger safety）：現状に異議を唱えることが許されること（例えば，安全でないと感じた場合は声を上げることができる）

医療分野で最も注目されるのは，後ろの3つである。これらは，率直なフィードバックを行い，創造的なアイデアを促し，ミスを率直に認め，互いから学ぶという

ものである。患者安全を損なうことが許されない医療チームでは，心理的な健康と安全がますます重要になってきている。複数の研究により，レジリエンスが高いチームの方が他のチームよりも報告されるミスの数が多いが，その主な理由はミスについて議論する意思が強いためであることが明らかにされた（Edmondson *et al.*, 2016; Carmeli and Gittell, 2009; Sujan *et al.*, 2019）。心理的安全性と信頼は，チームのメンバーが規則や方針を特定の状況のニーズに合わせて適応させるのに役立つ可能性がある。すなわち，凝り固まったプロトコルや組織の目標が患者安全や健康アウトカムを脅かしている場合には，その矛盾について声を上げる勇気を促す（Sujan *et al.*, 2019）。

　我々は，インクルージョンの安全性にあまり注目しない傾向があるが，これはレジリエンスとウェルビーイングに寄与すると同時にそれを支える要素であり，他の要素と等しく重要である。

　一旦苦境に陥ると，自身のレジリエンスとウェルビーイングを維持することは困難である。そのようなときには，仲間をサポートしたり，人が困難に直面しているときにそのことをその人に気づかせたり，休むことをその人に促したりすることを，チームメンバーが安心して行えることが重要である。このためには，苦境に陥ったときに，安全であり，平穏であり，対処能力はある，と感じることができるよう，互いにサポートし合うために，「今すぐ必要なことは何ですか」と尋ねるのが有効である。ストレスフルな時には苦痛を正常化するという一般的な対応をすることで，私たちはお互いに助け合うことができ，また，私たちは，ストレッサーを軽減するための方略をチーム内で検討することができる（Box 9.6）。シュワルツ・ラウンド（第7章参照）のように，自身の弱さを共有し，仕事の核心について他者と対話する機会を設ける方略は，レジリエンスとウェルビーイングを促進する安全な環境を構築することにつながる。

Box 9.6　事例研究——「大丈夫ですか？」

　カルペンはザックのクリニックでこの5年間働いてきた。その診療チームは非常に協力的で，時間をかけて個人的なレベルで互いを知ろうとしている。彼らは月に1回は持ち寄りランチを，夏には各々の家族も交えてバーベキューを，そして毎年12月にはホリデーパーティーを開催している。カルペンは専門職としてプライベートには線を引いており，私生活についてはあまり共有していないが，こうした社交の場には参加しており，クリニックのスタッフ全員と良好な仕事上の関係を築いている。彼は常に良心的な従業員として振る舞い，自身の業務を常に怠らず，問題に

対して迅速かつ専門的に対応してきた。

　しかし，最近のカルペンはメールへの返信が遅く，仕事に遅刻することが多くなり，自身の衛生状態にあまり注意を払っていないようである。ザックはカルペンのプライバシーを尊重したいと考えているが，こうした行動面の変化を心配している。そこで彼は，この問題を切り出すために，カルペンをクリニックのスタッフとよく一緒に行っているランチに連れて行くことにした。そこで彼は，「このところ調子はどうですか。あなたの行動に少し変化があることに気づいて心配になっているのですが，私がそばにいることだけは分かっておいてほしいです。あなたが何を必要としているか，私に教えてくれませんか」と尋ねた。カルペンはシングルファーザーで，彼の娘が学習面に問題を抱えていることが判明した。カルペンはザックと話をすることができて安心し，彼らはカルペンが娘を学校に迎えに行って午後も一緒にいられるように，彼のスケジュールを変更することを決めた。

■ 結　　論

　以上のように，医療専門職は健康と癒しの共同体の一員であり，レジリエンスの高い医療専門職となるために互いを支援する方略とプロセスを策定すべきである。チームベースの診療モデルは，患者のアウトカムと満足度を改善し，サービスへのアクセスを改善し，患者安全を確保し，ケアの継続性を改善し，労働力の確保を改善し，重複を減らし，医療資源の活用を効率化し，医療提供者のバーンアウトを減らすことが明らかにされている（Aggarwal and Hutchison, 2012；Helfrich *et al.*, 2014；Khan *et al.*, 2008；Morgan *et al.*, 2015）。これらのアウトカムと信頼，敬意，率直なコミュニケーション，心理的安全性を備えたチーム文化は，医療専門職のレジリエンスとウェルビーイングを促進する環境を作り出す。対人ギャップなどのコミュニケーション理論や，相手のことを最も尊重したうえでの解釈などのアプローチは，自分が言ったことの意図と聞き手に及ぼす意図した影響とは必ずしも一致しないということを認識するのに役立つ。同様に，我々が他者の行動を最も敬意をもった形で解釈することで，判断を保留し，率直な態度を維持し，他者の行動がネガティブな意図ではなくレジリエンスの低さや誤解の結果である可能性を認識することが可能になる。そうすることで，チームのメンバー間に心理的安全性の文化が構築され，その中でメンバーはレジリエンスとウェルビーイングを維持する形で互いをサポートすることができる。チームの各メンバーを大切にしたり，効果的なコミュニケーション，インクルージョン，

学習者，貢献者，挑戦者の安全性をサポートしたりするチームと組織的プロセスによって，個人のレジリエンスは促進される（Box 9.7）。

> **Box 9.7　考えてみよう**
> ・レジリエンスの低さが原因と考えられる対人ギャップやチーム内の対立があった時期について振り返りを行ってみよう。
> ・個人およびチームのレジリエンスを低下させる要因をいくつか挙げてみよう。
> ・チームレジリエンスをサポートするための戦略をいくつか特定してみよう。

参考文献

Aggarwal, M. and Hutchison, B. (2012) *Toward a Primary Care Strategy for Canada.* Canadian Foundation for Healthcare Improvement, Ottawa, Canada.

Bowers, C., Kreutzer, C., Cannon-Bowers, J. and Lamb, J. (2017) Team resilience as a second-order emergent state: A theoretical model and research directions. *Frontiers in Psychology*, 8, 1360. DOI: 10.3389/fpsyg.2017.01360. PMID: 28861013; PMCID: PMC5562719.

Braithwaite, J., Runciman, W.B. and Merry, A.F. (2009) Towards safer, better healthcare: Harnessing the natural properties of complex sociotechnical systems. *BMJ Quality & Safety*, 18(1), 37–41. DOI: 10.1136/qshc. 2007.023317. PMID: 19204130; PMCID: PMC2629006.

Carmeli, A. and Gittell, J.H. (2009) High-quality relationships, psychological safety, and learning from failures in work organizations. *Journal of Organizational Behavior*, 30(6), 709–729.

Chinmaya, A. and Vargo, J.W. (2012) Improving Communication: The Ideas of John Wallen. *Canadian Journal of Counselling and Psychotherapy*, 13(3) Retrieved from https://cjc-rcc.ucalgary.ca/article/view/60255

Clark, T.R. (2020) *The 4 Stages of Psychological Safety: Defining the Path to Inclusion and Innovation.* Berrett-Koehler Publishers, Oakland, California.

Edmondson, A.C., Higgins, M., Singer, S. and Weiner, J. (2016) Understanding psychological safety in health care and education organizations: a comparative perspective. *Research in Human Development*, 13 (1), 65–83. DOI: 10.1080/15427609. 2016.1141280

Gupta, S. and Bonanno, G.A. (2010) Trait self-enhancement as a buffer against potentially traumatic events: a prospective study. *Psychological Trauma: Theory, Research, Practice, and Policy*, 2(2), 83–92. https://doi.org/10.1037/a0018959

Hall, P. and Weaver, L. (2001) Interdisciplinary education and teamwork: a long and winding road. *Medical Education*, 35(9), 867–875. DOI:10.1046/j.1365-2923.2001.00919.x. PMID: 11555225.

Health Council of Canada (2009) *Teams in Action: Primary Health Care Teams for Canadians.* Health Council, Toronto.

Helfrich, C.D., Dolan, E.D., Simonetti, J. *et al.* (2014) Elements of team-based care in a patient-centered medical home are associated with lower burnout among VA primary care employees. *Journal of General Internal Medicine,* 29(2), S659–S666. DOI: 10.1007/s11606-013-2702-z. PMID: 24715396; PMCID: PMC4070238.

Khan, S., McIntosh, C., Sanmartin, C. *et al.* (2008) *Primary health care teams and their impact on processes and outcomes of care.* Statistics of Canada: *Health Research Working Paper Series.* Ottawa. ISSN: 1915-5190; ISBN:978-0-662-48998-6

Luthans, F., Vogelgesang, G.R. and Lester, P.B. (2006) Developing the psychological capital of resiliency. *Human Resource Development Review,* 5(1), 25–44. DOI:10.1177/1534484305285335

Morgan, S., Pullon, S. and McKinlay, E. (2015) Observation of interprofessional collaborative practice in primary care teams: an integrative literaturereview. *International Journal of Nursing Studies,* 52(7), 1217–1230. DOI: 10.1016/j.ijnurstu.2015.03.008. Epub 2015 Mar 19. PMID:25862411.

Pollock, C., Paton, D., Smith, L. and Violanti, J. (2003) Team resilience, in *Promoting Capabilities to Manage Posttraumatic Stress: Perspectives on Resilience* (eds D. Paton, J.M. Violanti, L.M. Smith, pp. 74–88). Charles C Thomas Publisher.

Russell, C.K., Gregory, D.M., Care, W.D. and Hultin, D. (2007) Recognizing and avoiding intercultural miscommunication in distance education: a study of the experiences of Canadian faculty and aboriginal nursing students. *Journal of Professional Nursing,* 23(6), 351–361.

Salas, E., Zajac, S. and Marlow, S.L. (2018) Transforming health care one team at a time: ten observations and the trail ahead. *Group & Organization Management,* 43(3), 357–381. DOI:10.1177/1059601118756554

Stress First Aid Self Care/Organizational Support Model. Available at: https://www.theschwartzcenter.org/media/Stress-First-Aid-Self-Care-Organizational-NCPTSD10.pdf

Sujan, M.A., Huang, H. and Biggerstaff, D. (2019) Trust and psychological safety as facilitators of resilient health care. *Working Across Boundaries: Resilient Health Care, Volume 5* (pp. 125–136). Boca Raton, Florida: CRC Press.

TeamSTEPPS Canada™. Available at: https://www.patientsafetyinstitute.ca/en/education/TeamSTEPPS/Pages/default.aspx (accessed 11.01.2021).

Thistlethwaite, J. (2012) Interprofessional education: a review of context, learning and the research agenda. *Medical Education,* 46(1), 58–70. DOI:10.1111/j.1365-2923.2011.04143.x. PMID: 22150197

Wallen, J.L. (1967) *The Interpersonal Gap.* Northwest Regional Educational Laboratory, Portland, OR.

Wynia, M.K., Von Kohorn, I. and Mitchell, P.H. (2012) Challenges at the intersection of team-based and patient-centered health care: insights from an IOM working group. *JAMA,* 308 (13), 1327–1328. DOI:10.1001/jama.2012.12601

第 10 章

レジリエンス，知的な優しさ，思いやりは本当に教えられるものなのか？

スー・マーフィー[原注1)]，ベツァベ・パルサ[原注1)]

⊷ 概　要

- レジリエンスは，正規のカリキュラム内で教示して学習させることが可能なプロフェッショナルな態度である，ということがますます認識されるようになってきている。
- レジリエンスの強化は，個人的，対人的，環境的要因の動的な相互作用の影響を受ける複雑なプロセスである。
- レジリエンスを教えるカリキュラムでは，3つのレベルのすべての要因間の動的な相互作用を考慮しなければならない。
- セルフケア，省察，マインドフルネスを（講義，ワークショップ，プログラムを通じて）教示するのが，レジリエンストレーニングの最も一般的な形態である。
- 強固な人間関係（クライアント，監督者，メンター，友人との関係）を構築し，社会的サポートを提供することは，レジリエンスの育成における重要な要因である。
- コンテクストの変化はレジリエンス育成の重要な側面である。

■ はじめに

　共感とあわせ，レジリエンスの育成が医療専門職の研修プログラムで関心のもたられる領域となったのは，ごく最近のことである。医療環境における複雑さ，厳しい労働負荷，慢性的なストレスが増すにつれて，より高いレベルのレジリエンス，すなわち逆境に対処してストレスフルな状況から「立ち直る」能力が，バーンアウトを回避するためにますます必要になってきている。レジリエンスは，患者のケアおよび安全の質を改善する上で重要な要因であり (Eley *et al.*, 2016)，利他主義，コミュニケーション，共感，クライアントへの思いやりなど，プェッショナリズムの要素を向上させて維持するためにも必要である。レジリエンスは

原注 1) Sue Murphy and Betsabeh Parsa, Faculty of Medicine, Department of Physical Therapy, University of British Columbia, Vancouver Campus, Canada

もともと個人の特性と考えられており，主にライフイベントの個人的経験や養育方針によって発達するものであることから，学生が医療専門職の研修に入る前にすでに発達しているものと想定されていた。レジリエンスが学習可能なプロセスとみなされ，正式なカリキュラムでその育成に注意が向けられるようになったのはごく最近のことであるが，この変化はおそらく，学習者と医療従事者の双方に高度のストレスとバーンアウトが起きていることを実証した研究が，全世界でおびただしい数で報告されたことに起因している（例，Hariharan and Griffin, 2019）。

　研修プログラム内でレジリエンスの育成や向上をするのは，容易なことではない。レジリエンスの強化は，いくつかのレベルでさまざまな要因の動的な相互作用によって影響を受ける複雑なプロセスである。レジリエンスに影響を及ぼす要因の間には複雑な相互作用があり，この概念は教示するのが最も困難なもの一つとなっている。レジリエンスを強化する効果的な介入および研修プログラムを構築するには，ストレスフルな状況下での学習者の実践に影響を及ぼす複数の要因を考慮しなければならない。

　個人，対人，環境レベルでの要因間のダイナミックな相互作用によって，我々は，個人がストレスフルな状況にうまく対処し，そこから立ち直り，それらの状況を個人的な成長や発達に活用することができるようになる。

個人的要因

　レジリエンスを構築する上では，個人的要因（または内的資源）が最も重要な要因であると考えられている。この種の要因には，ストレスフルな状況への対処に役立つ個人の属性や特徴が含まれ，それには，個人的特徴（すなわち，自尊心，自己効力感，自己調節，マインドフルネス，楽観主義，創造性，順応性），対処スタイル（すなわち，能動的対処スタイル），生活習慣（すなわち，セルフケア，身体的活動性の維持，ワーク・ライフ・バランス）がある（Box 10.1）。

> **Box 10.1　個人的要因**
> 　ジョー・スミスは最初の臨床研修ローテーションの初日を迎えている。成績優秀な学生ではなかったため，いくつかの試験を再受験したことがある。彼は非常に神経質になっており，最初のローテーションに入る準備はできているとインストラクターが安心させようとしても，自分は必要な技能を身につけておらず，患者に害を

及ぼすのではないかと心配している。初日の朝，患者がベッドから椅子に移乗するのをジョーが介助していると，移乗の前に血圧の測定を行い，推奨される安全対策をすべて講じていたにもかかわらず，患者が突然失神してしまった。ジョーは自分の責任と信じ込んで打ちのめされ，自分は医療分野で働く者としてふさわしくないと思うようになった。

　この状況においては，ジョーは学業不振のせいで自尊心がすでに低下しており，ローテーションをうまく完了できるかについて楽観的でいられなくなり，さらに，経験不足のために創造性と順応性を欠いている可能性が高い。レジリエンスが向上するか低下するかを判断する上では，インシデントに対する監督者の反応が非常に重要となる。省察などのツールを用いること，正しく行われた行為を強化すること，インシデントの状況を整理すること（すなわち，予想外かつ予測不能な事態だった）がレジリエンスと自己効力感の構築に役立つが，一方で，非難的な態度をとったり，インシデントに関するジョーの認識や感情を探ろうとしなかったりすれば，レジリエンスを低下させる可能性が高い。

　個人的特徴の中には，他の特性よりもレジリエンスの育成により適しているものがある（例えば，生まれつき創造性に富んでいる人はレジリエンスを向上させるが容易と感じることがある）が，多くの個人的要因（自尊心など）をさらに向上させカリキュラムの一部として教えることは可能である。マインドフルネス（ストレスやバーンアウトの程度を軽減し，心理的ウェルビーイングを改善し，自己統制を高め，コミュニケーションスキルを向上させることでレジリエンスに影響を与える）は，生涯にわたる専門能力開発の一部になっていると同時に，初学者レベルの医療専門職カリキュラムの一環としても，ますます一般的になりつつある（Fox et al., 2018）。生活習慣は，しばしば修正可能なもう１つの領域である。

■ 対人的要因

　レジリエンスの向上には対人的要因も重要である。これには，つながり（connectedness）やサポーティブな社会的ネットワークなどの要因が含まれる。専門職業務の内外における他者とのつながりと，同僚，チームメンバー，監督者からの社会的サポート（実際に受けるサポートと認識されているサポートの両方）は，保護的な役割を果たし，逆境に対処する個人の能力を向上させる。社会的なつながり，ポジティブなロールモデリング，メンターシップとともに，専門職，友人，家族のサポートを向上させ維持する能力は，対人レベルでレジリエンスを

育成する上での重要な方略となりうる。

　多くの個人的要因は対人的な相互作用や経験によって形成されるため，レジリエンスの個人的側面と対人的側面は密接につながっている。高レベルの社会的サポートは，より効果的な対処スタイル，楽観主義，自尊心，モチベーションにつながる。社会的サポートの認知（すなわち，必要な状況になれば助けてもらえると知っていること）もまた，心理的ウェルビーイングとレジリエンスに強い影響を及ぼす。

状況的／環境的要因

　最近では，レジリエンスを促進する上での個人的要因と状況的または環境的要因との相互作用に大きな注目が集まっている。Tusaie と Dyer（2004）が指摘したように，「レジリエンスは一様かつ自動的に機能するものではなく，状況的な変数に反応して増減するものである」。該当する環境的および状況的要因には，学術界の文化や職場の文化のほか，暗黙の社会的および文化的価値観，規則，前提条件，期待などの隠れたカリキュラムも含まれる。

　図 10.1 は，レジリエンスに影響する 3 つのレベルの要因間にみられる動的な相互作用を視覚的に提示したものである。同心円の間にある点線は，影響を及ぼす要因間の動的な相互作用を表している。環境レベルの要因はしばしば普遍的かつ包括的であり，他のすべてのレベルの要因に影響を及ぼす。個人的要因は孤立して発達するものではなく，対人レベルと状況レベルの両方の要因から影響を受ける。例えば，医療上のエラーや有害事象を調査してみると，「学習する文化（learning culture）[訳注1]」を有し，エラーにつながる系統的要因（高い業務負荷や不十分な研修など）を考慮している組織は，非難と処罰を文化とする組織よりも，高いレベルのレジリエンスを従業員にもたらす可能性が高い。

カリキュラムの開発

　レジリエンスを教えるためのカリキュラムでは，個人，対人，状況レベルの要因と，それらの間の動的な相互作用を考慮に入れなければならない。実際には，これらの要因およびレベルは相互に関係しているが，理解を容易にするため，各

　訳注1）働くすべての人々が，学習と成長への関心を高め，経験や関係性の中から自発的に学びが生まれてくるような職場環境のこと。

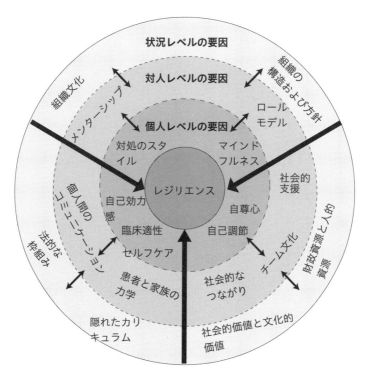

図 10.1 レジリエンスに影響を及ぼす相互に関連する要因の視覚的提示

要因を個別の項目として教示・学習する方略を提示する。

　個人レベル

　内的資源や個人レベルの要因は，レジリエンスの育成において最も重要な要素のひとつである。レジリエンスに関するワークショップ，小グループでの問題解決とディスカッション，シミュレーションベースの介入，体験談のビデオ，自己主導的なモジュールは，このレベルでのスキル開発に役立つツールである。個人レベルの要因に取り組むためのカリキュラムには，マインドフルネスとリラクセーションに焦点を置くもの，また，自尊心，自己調節，自己認識，セルフケア，自己効力感の改善に焦点を置くもの，そういう認知的および心理的介入も含まれているべきである。

　マインドフルネスは，いくつかの形で教えることができる。例えば，マインドフルネスプログラム（例，マインドフルネスに基づくストレス軽減を実践する8

〜 10 週間のプログラム），講義，ワークショップなどがある。栄養や睡眠などの個人的ニーズへの対応については，学生がワークライフバランスの設定を練習できるようにするスケジュールや認知学習負荷[訳注2] を設計することで，カリキュラムの中でモデル化することが可能である。セルフケアと自己管理の重要性に対する意識を高めるには，学生に日々の活動を日記に記録させたり，直近の数週間で学生がどのように人生の喜びを感じたかを小グループでディスカッションをさせたりすることも可能である（Box 10.2）。

Box 10.2　セルフケアの教育

　現在では，多くの医療専門職の研修プログラムに，セルフケアとワーク・ライフ・バランスの重要さに関連する理論的要素が組み込まれている。しかし，それらの同じプログラムでも実際に要求される内容は，それぞれに異なっている。全日の授業が組まれているものもあれば，昼休みや夜間に「課外」チュートリアルや発表が行われるもの，多くの課題（試験の準備を含む）が課されるものなど，さまざまである。運動を促す時間を作るなど 1 日の日程に休憩時間を設けたり，自身の健康活動（食事，運動，睡眠の習慣など）をコースの一部として記録させるなどの学習課題を設定したりすることなど，セルフケアをモデル化することは，いずれも学修者がセルフケアのスキルを学ぶのに役立つ可能性がある。

　自己調節と自己認識は，省察的なライティング・ワークショップを通じて省察の能力を高めたり，ピアグループでの振り返りを促したりすることによって，向上させることができる。自己効力感（すなわち，自分は状況に影響を与え，望ましい成果を生み出すように行動することができるという個人の信念や自信）を高めるには，より自己主導的な学習アプローチが必要であり，これは学生に自身の学習の側面についてより多くの選択肢と統制を与えることによって達成される。建設的なフィードバックを頻繁に行うことも，自信をつけて自己効力感を向上させる助けとなる。Box 10.3 では，個人レベルでレジリエンスを高める上で推奨される介入について説明している。

訳注 2 ）認知学習負荷とは，情報を処理する脳内のワーキングメモリ（作業記憶）にかかる負荷。ワーキングメモリには限界がある。

Box 10.3　レジリエンスの個人レベルに基づいて推奨される介入		
テーマ	根底にある仮定	推奨される戦略
マインドフルネス	マインドフルネスは，レジリエンスと関連する要因であるセルフモニタリングと自己調節を高める	以下を提供する。 ・瞑想ワークショップ ・マインドフルネスとリラクセーション訓練
セルフケア	セルフケアの能力はストレスおよび不安を軽減し，レジリエンスを高める	学生および従事者に以下を奨励する。 ・労働時間に制限を設ける ・身体的な健康状態を改善し，睡眠や栄養などの個人的なニーズに対処する ・運動や余暇活動のための時間を作る
省察	省察は自己認識，セルフモニタリングおよび自己調節を通じてレジリエンスを促進する。自身の感情，強み，弱み，脆弱性を認識している従事者ほど，レジリエンスをより高めることができる	以下を勧める。 ・双方向的かつ省察的なライティング・ワークショップ ・創造的なライティング・ワークショップ 以下を奨励する： ・別の形態の省察（ピアグループの振り返りセッション，芸術作品，オンライン討論掲示板，ソーシャルネットワークサイト，デジタルマルチメディアなど）
自己効力感	自身の問題解決能力に対する自信はレジリエンスと関連する	・信頼を構築するためのフィードバックの重要性を考慮する ・あまり講義的ではなく，より自己主導的な学習法を用いる ・学生に自身の学習内容を自ら選択してコントロールする権限を与える ・プログラムの変更，設計，推進に教員とともに学生にも関与させる
問題解決と対処機制	問題解決におけるアプローチ指向の対処法の利用は精神衛生およびレジリエンスと関係している	問題解決において以下の手順に従うよう奨励する。 1. 問題を特定して定義する 2. 必要な資源を調査する 3. 問題を解決するための戦略を策定する 4. プロセスをモニタリングする 5. 実践後に戦略を評価する
心理社会的技能訓練	学習した心理社会的技能などの内的資源はレジリエンスの不可欠な側面である	以下に関連する訓練を提供する。 ・目標設定技能 ・ストレスマネジメント ・批判に対する建設的な対応 ・認知再構成法 ・セルフ・コンパッション[訳注3] ・感謝の気持ちを感じ取り，謝意を示す

訳注3）他者を思いやるように，自分自身のことを大切に思うこと。

個人レベルに焦点を置いた介入の例

　心理社会的スキルとマインドフルネスに基づく介入を通じてレジリエンスを教えることは，レジリエンストレーニングの最も一般的な形態の一つである（Fox et al., 2018）。Amit Sood 医師が2010 年に開発した SMART（Stress Management and Resilience Training）プログラムは，レジリエンス強化法の一例で，さまざまな集団（すなわち，看護師，医学生，看護学生，医学教員，乳がん生存者）でレジリエンスの強化に利用されてきた（Box 10.4）。SMART プログラムは，人の経験の 2 つの側面である注意（attention）と解釈（interpretation）に基づいてストレスを軽減し，レジリエンスを高めるために開発された Attention and Interpretation Therapy（AIT）を改変したものである（Sood et al., 2011）。このプログラムの鍵となる要素は，マインドフルネス実践の日常生活への統合であり，プログラムの原則には注意訓練法[訳注4]とレジリエンス思考の基盤（感謝，思いやり，受容，意味づけ，許し）が含まれている。

Box 10.4　SMART プログラムを用いた個人レベルに焦点を置いた介入の例

　ハリーは救急部門のソーシャルワーク学生である。彼がある高齢患者の評価を行っていると，「できる学生じゃなくて，ちゃんとした医師の診察を受けさせろ」と怒鳴りつけられた。ハリーはこのやり取りで不快になり，傷つき，指導医に報告した。ハリーは振り返りとディスカッションを通じて，「SMART」プログラムの各段階を順に実践した。

・感謝：自分もいずれ困難な行動に対処する方法を学び，制限や境界を設定できるようになる必要があることから，ハリーはこの学習体験に感謝することにした。
・思いやり：ハリーは患者が孤独で，怯え，苦しんでいることに気づいた。
・受容：ハリーは，この種のやりとりは「仕事の一部」であり，キャリアを通じて困難な人物に数多く遭遇するだろうと，納得した。
・意味づけ：ハリーは，患者の痛みや身体症状に対処するだけでなく，ケアの一環として患者を安心させ，支援を提供するとともに，治療的関係の一環として信頼関係を構築する必要性について振り返った。
・寛容：難しくはあったが，ハリーはこのインシデントを状況に合わせて考えることができ，患者の発言を個人的に受け取らずに済んだ。

訳注4）注意の選択や切り替えをするトレーニング。注意のコントロールや気になる対象から距離を置いた客観性を向上させることを目的としてたトレーニング。

対人レベル

　他者との有意義な接触は成長のきっかけとなり，クライアント，監督者，メンター，仲間との強固な人間関係の構築はレジリエンスの促進における重要な要因であることが示唆されている。社会的および対人的要因がレジリエンスに強い影響を及ぼすことはよく知られているが，社会的な関係を通してレジリエンスがどのように学習されるかはほとんど明らかにされていない。レジリエンスを育成する上での理想的な教育および臨床環境は，専門職としての関係だけでなく，友人やメンターとの社会的つながりの構築も促進するものでなければならない。例えば，ピアメンタリングや上級生による後輩へのメンターシップは学習者の苦悩やバーンアウトを軽減するようである（Fares *et al.*, 2016）（Box 10.5）。

Box 10.5　ピアメンタリングの例

臨床現場でのピアメンタリングの例。
・メンターシップとサポートのための「実践共同体（community of practice）訳注5）」を構築する
・バディ制度訳注6）またはメンタリングプログラム
・チームメンバーが提示する症例検討会
・ジャーナルクラブ
・チームでの小ミーティング

教育現場でのピアメンタリングの例。
・小グループディスカッション
・事例研究の提示
・問題ベースまたは事例ベースの学習モデル
・省察活動
・多職種連携学習
・臨床体験後の同僚とのデブリーフィング

　自己効力感，統制感，個人的責任を示す自信に満ちたサポーティブなロールモ

訳注5）Wenger（2011）は，実践共同体（communities of practice）を「自身が行うことに対して関心または情熱を共有し，定期的に交流する過程でうまくやる方法を学ぶ人々のグループ」と定義している。
訳注6）新人1人に先輩1人がつき，新人が職場の業務になれるまでの間，マンツーマンで先輩が面倒を見る制度のこと。

デルは，レジリエンスの育成における重要な要素である。学習者の態度，信念，行動は，学術面と臨床面の両方において，ロールモデルの価値観や行動を観察して模倣することを通じて発達していく。ロールモデルは，学生のレジリエンスを形成する上で重要な役割を担っているが，自身がレジリエンスを発揮するタイミングや方法，レジリエンス構築のために学修者にデブリーフィングや省察をどのように促せばよいかということを，ロールモデル自身がほとんど認識していないこともある（Box 10.6）。

Box 10.6　臨床指導下でレジリエンスを育成する事に関する提言

　以下の特性は，臨床監督中のレジリエンスに寄与するポジティブな要因として報告されている。

1　ノーマライゼーション：状況の難しさを認識する
2　ロールモデリング：監督者が経験した同様の感情的に困難な経験と，そこで自身がとった効果的なアプローチについて話をする
3　探索的アプローチの採用：学習者の話に耳を傾け，学習者が各自のアプローチを発展させるための場を提供する
4　学習者の能力に対する確信：学習者の強みを認識していることを示す暗黙のコメントを与える
5　バックアップの保証：1人ではなく他者にサポートされているということを学習者に保証する
6　全体像を伝える：自身の学びについて，より大きな構造を学生に気づかせる
　出典：van den Engh and Veerapen（2020）より引用

　カウンセリングを提供し，学術面で便宜を図ること（例：課題の締め切りを延長する，試験の回答時間を延長する，臨床ローテーション中の休憩時間を増やす）は，学修者が問題を克服し，バーンアウトを予防する助けになる重要な社会的サポート法である。しかし，サポートが多すぎると，むしろ学修者の不利益になる可能性があることに注意が必要であり，というのは，複雑で予測不能な医療環境は通常，挫折や苦悩であふれているからである（Stoffel and Cain, 2018）。レジリエンスを促進するには，ストレスとサポートの間で微妙なバランスを保つ必要がある（Box 10.7）。適切なレベルのストレスはモチベーションの向上や必要に応じてサポートを求めるスキルの向上につながるため，医療専門職の教育者は，学生がストレス要因を学習に有益となりうる刺激と捉えられるよう積極的に促す必要がある（Box 10.8）。学生が自身のコミュニケーションスキルを高め，サポー

トを受ける方法を学ぶ一方で，悪戦苦闘，失敗，復旧の方法をいくらか体験できるようにすることは，レジリエンスの育成における効果的なアプローチと考えられている。

Box 10.7　ストレスと支援：バランスを保つ方法

　ある学生が卒業前最後のローテーションに入っている。この学生は期間を通じて研修をうまくこなしてきたが，いつも経験する症例数が少なく，比較的単純な問題を抱える患者を担当していた。最後のローテーションでは，監督者が学生に対してより多くの症例を担当させるとともに，複雑で古典的でないニーズを抱えた困難な患者にも対応させようとしている。学生は当初は圧倒され，最初の数日は，必要なケアがすべて提供されることを保証するために監督者が介入しなければならない。しかしながら，監督者のサポートがあれば，学生はより優れた時間管理スキルを習得すると同時に，また，効果的な方法で助けを求める方法を経験することもできる。

　学生はローテーションが終了するまでにほぼ自立できるようになる。

Box 10.8　レジリエンスの対人レベルに基づいて推奨される介入

テーマ	根底にある仮定	推奨される戦略
対人スキルおよびコミュニケーションスキル	チームや患者との社会的および情緒的なつながりと効果的なコミュニケーションはレジリエンスを高める	コミュニケーションスキルと対人スキルの向上に重点を置いたワークショップおよび研修プログラムを提供するロールモデリング
ロールモデリング	ロールモデルはレジリエンスを養う上での鍵である	以下のファカルティ・ディベロップメントを創出する。 ・研究および臨床の教員がレジリエンスに関する洞察を得られるようサポートする ・ロールモデルとしての彼らの立場を強調する
省察	ロールモデルの影響は必ずしもポジティブなものとは限らないため，学生は，ロールモデルが示したアンプロフェッショナルな行動を検討して，それを否定することのできる，高い水準の省察ができなければならない	以下を勧める。 ・双方向的かつ省察的なライティング・ワークショップ ・創造的なライティング・ワークショップ 以下を奨励する。 ・別の形態の省察（ピアグループの省察セッション，芸術作品，オンライン討論掲示板，ソーシャルネットワークサイト，デジタルマルチメディア，学内出版物など）

専門職としての対人関係とネットワーク	ポジティブで建設的な対人関係とネットワークを構築することは，レジリエンスを高める	以下を奨励する。 ・教育・医療環境における温かい対人関係を強化する活動 ・専門職のコミュニティ活動への参加 ・学生主導のサポートグループ
対話	共通の経験，困難，逆境からの洞察を共有し，それについて議論し，批判的な省察を行うことで，サポーティブな利益がもたらされる	すべてのチーム（学生，教員，医療専門職など）間で一定の時間を割いて対話を行い，自身の経験から得られた体験談やレジリエンスが発揮された教訓を共有する

個人レベルと対人レベルの両方に焦点を置いた介入の例

　我々の知る限りでは，個人レベルと対人レベルの両方に焦点を置いたレジリエンス・トレーニングの介入はあまり多くない。レジリエンスを育成するためのMaRIS モデル（Box 10.9）では，カリキュラムデザインに4つのレベルが組み込まれている（Chan *et al.*, 2020）。次のセクションでは，このモデルについて簡単に説明するが，詳細は Chan ら（2020）に記載されている。

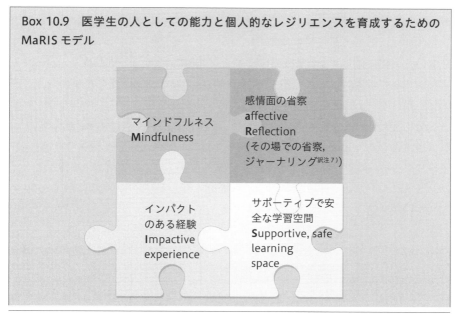

Box 10.9　医学生の人としての能力と個人的なレジリエンスを育成するためのMaRIS モデル

訳注7）頭に思い浮かんだことをありのままに書くことで自分を知り，ストレスを軽減し，メンタルヘルスを高める方法。

MaRIS は，医学生が人としての能力と個人的なレジリエンスの育成をサポートするために開発されたモデルである。これはマインドフルネス（Mindfulness），感情面の省察（affective Reflection），インパクトのある経験（Impactive experiences），およびサポーティブな環境（Supportive environment）を医学教育のカリキュラムデザインに統合したものである。このモデルを通じて，学生はマインドフルネスの実践と感情面の省察に取り組むと同時に，サポーティブかつ安全な環境で提供される感情的にインパクトのある（シミュレーションの）臨床経験に曝されることになる。

その一例として，自殺や自殺幇助が関連した臨床症例を経験した後のサポーティブかつ安全なデブリーフィングセッションに，マインドフルネスとガイドを設けた省察を組み込むことが挙げられる。

出典：Chan *et al.* (2020) © 2020, Taylor & Francis に基づく

状況レベル

レジリエンスを促進する上では，個人レベルの要因が最も重要な役割を果たすが，セルフケアや援助要請行動のレベルといった個人の特性を促進し強化するのは，適切な文化と環境である。したがって，レジリエンス育成のプロセスには，トレーニング・ワークショップや介入プログラムの中で明示的または暗黙的に学習される以上のものが求められる。レジリエンスは，特定の状況における道徳的，社会的，文化的価値観を内在化するプロセスを通じて向上するもので，学生はこれらの規範を教育プロセスの中で，医師は日常業務の中で，内在化していく。例えば，助けを求めることがエンパワーメントのための行為としてではなく，弱さの表れと捉えられる文化がある教育ないし医療現場では，援助要請行動は抑止されることになる（Box 10.10）。したがって，レジリエンスを促進するためには，状況変革が必要である場合があり，失敗しても安全で，援助要請行動が促され，優しさとサポートの文化を備えた環境を構築することが，医療専門職のレジリエンスを育成する上で大いに役立つであろう（Box 10.11）。教育においては，教える内容をより適切にすることに加え学生のフィードバックと視点をカリキュラム開発に取り入れることで，レジリエンスの構成要素である自尊心と自己効力感を高めて学生に力を与えることもできる。

Box 10.10 状況的／環境的要因
アスマ・バクシは数カ月前に卒業し，現在は創傷ケア外来で自身最初の仕事に就

いている。彼女は患者を帰宅させた後に，患者宅でのドレッシング交換用に渡した備品が間違っていたことに気づいた。患者に渡したドレッシング材は，当初のものと比べて費用は安いものの，有効性が劣るものであった。彼女は上司に，自分が患者に電話をして，正しいものを取りに来るよう依頼すると伝えた。すると驚いたことに，上司は，「君が渡したもので問題ないし，お金の節約にもなる」と，エラーの是正については気にするなと笑いながら返答した。上司はまた，「実際に大した問題ではないし，周りから愚かに見られたくないだろ」と言い，そのためには，そのエラーについては何も言わないようアスマに助言した。アスマは，正しいドレッシング材の方が患者にとってはるかに有益であることを知っており，医療の質が損なわれただけでなく，至適な患者ケアよりもスタッフが「愚かに見られない」ことや費用を削減することの方が重要であると言われたかのようにも感じた。この出来事は，アスマに今後もミスを隠さなければならないと感じさせ，大きなストレスをもたらしていると同時に，患者に最善のケアを提供できないと思わせているという点で道徳的苦痛にもつながっていくさせる可能性がある。

個人，対人，状況のすべてのレベルに焦点を置いたモデルの例

　影響を及ぼすすべての要因の動的な相互作用に基づくレジリエンス・トレーニングの介入は知られていないが，提唱されているレジリエンス・マルチ・システム・モデル（Multi-System Model of Resilience：MSMR）（Box 10.12）では，レジリエンス・プロセスの動的な性質が検討され，影響を及ぼす要因の 3 つのシステムが考慮されている（Liu *et al.*, 2017）。このモデルは，レジリエンスを育成する方法について推奨策を提案するだけでなく，レジリエンス研究の限界に対処し，レジリエンスの複雑さを捉えることも目的としている。Box 10.12 は，このモデルを簡潔に説明したものであり，詳細は Liu *et al*（2017 and 2020）に提示されている。

Box 10.11　レジリエンスの状況レベルに基づいて推奨される介入		
テーマ	根底にある仮定	推奨される戦略
施設の文化に対する注意	レジリエンスの育成には状況的要因が根本的な役割を果たしており，学習環境の状況を変化させることにおいては，教員がカギとなる利害関係者となる	ファカルティ・ディベロップメントを提供する。セルフケア，認知的および感情的な気づき，ならびに援助要請行動が専門職としての義務であるとみなされるように文化を変容させる

		以下を勧める。 ・双方向的かつ省察的なライティング・ワークショップ ・創造的なライティング・ワークショップ ・少人数グループでのデブリーフィングまたはピアメンタリングの機会 以下を奨励する。
省察	省察は，学生が自身の個人的および対人的な価値観を環境の中で自身の経験に結びつけることにより，レジリエンスを向上させるのに役立つ	・別の形態での省察（ピアグループの振り返りセッション，芸術作品，オンライン討論掲示板，ソーシャルネットワークサイト，デジタルマルチメディアなど）

■ レジリエンスの評価

　レジリエンスの教育および学習に対する関心が高まるにつれて，レジリエンスの向上を評価することが重要になってきている。レジリエンスは多次元的で動的かつ複雑な概念であるという事実が，測定を困難にしている。レジリエンスを評価するには，多次元かつ多系統のアプローチが必要である（Box 10.13）。しかしながら，現在までに提唱されているレジリエンスの測定方法は，大半が個人レベルと心理的要因に焦点を置くものであった（Liu *et al.*, 2017）。他の関係変数や状況変数を考慮することなく，個人的要因に焦点が置かれているため，それらの測定手法には大きな制約が生じている。現時点でレジリエンスの測定に「ゴールドスタンダード」はなく，レジリエンスの複雑さを既存の方法で十分に測定することはできないというのが一般的な認識である（Windle *et al.*, 2011）。

Box 10.12　レジリエンス・マルチシステム・モデル（更新版）

　MSMR は，Liu らによって最近提唱された，レジリエンスの複雑さを捉えるためのモデルである（Liu *et al.*, 2017 and 2020）。更新されたバージョンの MSMR では，レジリエンスの動的かつ多次元的なプロセスに焦点が置かれ，「内的レジリエンス（Internal Resilience）」（個人の中のレジリエンスの源），「対処と追究（Coping & Pursuits）」（個人が困難に対応できるようにする対処関連のスキル），および「外

的レジリエンス（External Resilience）」（社会生態学的な要因）が組み込まれている。

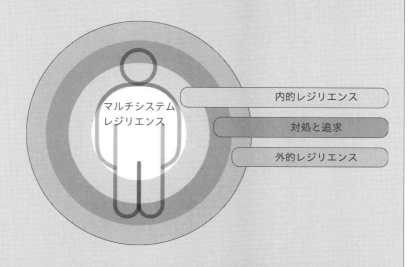

図には，レジリエンスの源として機能するこれら 3 つのシステムが描かれている。
出典：Based on Liu *et al.* (2020) ⓒ 2020, Licensed under CC BY 4.0

Box 10.13　レジリエンスに関する介入の評価における 4 つの段階
レジリエンストレーニングプログラムは以下の 4 つの段階で評価できることが示唆されている．
・第 1 相：概念開発および実行可能性テスト
・第 2 相：自由回答式の非対照試験でトレーニングを検証する
・第 3 相：介入の有効性について最も信頼できるエビデンスが得られるランダム化比較試験（RCT）でトレーニングを評価する
・第 4 相：リアルワールドでの検証としての大規模実地試験。複数の要素からなる介入について有効性のエビデンスが確立されたら，効果的な訓練要素を特定するための研究を実施すべきである
出典：Chmitorz *et al.* (2018) より引用

　レジリエンスの測定尺度に関する方法論的なレビューにおいて，Windle ら（2011）は，レジリエンスを測定するために提唱されていた 15 の指標を特定した。しかしながら著者らは，それらの測定尺度にはいずれも心理測定学的特性に関する情報が欠けていると考えた。全体として，以下の尺度が最も高い評価を受

けたと報告された。

- ・Connor-Davidson Resilience Scale（25 項目）
- ・Resilience Scale for Adults（37 項目）
- ・Brief Resilience Scale

　最近，職場および大学でのレジリエンスの測定を可能にするべく，新たに２つのレジリエンス測定尺度が開発された。

- ・Resilience at Work（RAW）Scale（Winwood *et al*., 2013）
- ・Resilience at University（RAU）Scale（Turner *et al*., 2017）

■ 結　　　論

　レジリエンスの育成は複雑なプロセスである。医療従事者や学習者がレジリエンスを育成するための手法や科学はまだ黎明期にあり，レジリエンスが学習される過程についての我々の理解も十分に進んでいない。したがって，医療専門職および学生にレジリエンスを育成する方法について，最良の実践に基づく推奨策を提示することは容易ではない。レジリエンス・トレーニングに関連する重要なメッセージの一つは，レジリエンスは個人で学習可能ということであるが，レジリエンスは常に状況に依存するため，個人だけに焦点を置くのではなく，対人関係や組織文化の変化にも重点を置くなど，多面的なアプローチを取る必要があるということである（Thompson *et al*., 2016）。レジリエンスの一つの側面のみに注目する独立した方法（マインドフルネスなど）では，全体像のごく一部しか捉えることができない。Rogers（2016）が示唆したように，現時点では，省察，メンタリング，マインドフルネス，リラクセーション法を，社会的および文化的レベルをターゲットとする介入と組み合わせることが，医療専門職の学生や医師のレジリエンス育成の成功確率を最も高めることになる（Box 10.14）。

> **Box 10.14　「レジリエンスカリキュラム」の開発における重要な要因**
> ・個人的，対人的，状況的要因の３つのレベルを組み込んだ多面的アプローチを採用する
> ・レジリエンスの育成における重要なプロセスとして省察を検討する

・セルフケア，マインドフルネスおよびリラクセーションの手法，問題解決，認知行動療法を組み込む
・社会的サポート，メンタリング，ピアメンタリングを提供する
・状況の影響に注意を払う

参考文献

Chan, K.D., Humphreys, L., Mey, A. *et al.* (2020) Beyond communication training: the MaRIS model for developing medical students' human capabilities and personal resilience. *Medical Teacher*, 42 (2), 187–195. DOI:10.1080/0142159X.2019.1670340. Epub 2019 Oct 13. PMID: 31608726.

Chmitorz, A., Kunzler, A., Helmreich, I. *et al.* (2018) Intervention studies to foster resilience – a systematic review and proposal for a resilience framework in future intervention studies. *Clinical Psychology Review*, 59, 78–100.

Eley, D.S., Leung, J., Hong, B.A. *et al.* (2016) Identifying the dominant personality profiles in medical students: implications for their well-being and resilience. *PLoS One*, 11(8), e0160028. DOI: 10.1371/journal. pone.0160028. PMID: 27494401; PMCID: PMC4975484.

Fares, J., Al Tabosh, H., Saadeddin, Z. *et al.* (2016) Stress, burnout and coping strategies in preclinical medical students. *North American Journal of Medical Sciences*, 8(2), 75–81. DOI:10.4103/1947-2714.177299

Fox, S., Lydon, S., Byrne, D. *et al.* (2018) A systematic review of interventions to foster physician resilience. *Postgraduate Medical Journal*, 94(1109), 162–170.

Hariharan, T.S. and Griffin, B. (2019) A review of the factors related to burnout at the early-career stage of medicine. *Medical Teacher*, 41, 1380–1391.

Liu, J.J., Reed, M. and Girard, T.A. (2017) Advancing resilience: an integrative, multi-system model of resilience. *Personality and Individual ifferences*, 111, 111–118.

Liu, J. J., Reed, M., & Fung, K. P. (2020) Advancements to the Multi-System Model of Resilience: updates from empirical evidence. *Heliyon*, 6(9), e04831.

Rogers, D. (2016) Which educational interventions improve healthcare professionals' resilience? *Medical Teacher*, 38(12), 1236–1241.

Sood, A., Prasad, K., Schroeder, D. and Varkey, P. (2011) Stress management and resilience training among Department of Medicine faculty: a pilot randomized clinical trial. *Journal of General Internal Medicine,* 26(8),858–861.

Stoffel, J.M. and Cain, J. (2018) Review of grit and resilience literature within health professions education. *American Journal of Pharmaceutical Education*, 82(2), 124–134.

Thompson, G., McBride, R.B., Hosford, C.C. and Halaas, G. (2016) Resilience among medical students: the role of coping style and social support. *Teaching and Learning in Medicine*, 28(2), 174–182. DOI:10.1080/10401334.2016.1146611. PMID: 27064719.

Turner, M., Holdsworth, S. and Scott-Young, C.M. (2017) Resilience at university: the development and testing of a new measure. *Higher Education Research & Development*,

36(2), 386–400.

Tusaie, K. and Dyer, J. (2004) Resilience: a historical review of the construct. *Holistic Nursing Practice,* **18**(1), 3–10.

van den Engh, M. and Veerapen, K. (2020) Nurturing resilience in clinical supervision. This Changed My Teaching (TCMT) Available at: http://thischangedmypractice. com/nurturing-resilience-in-clinical-supervision/

Wenger, E. (2011) Communities of Practice: A Brief Introduction. Available at: https:// scholarsbank.uoregon.edu/xmlui/bitstream/handle/1794/11736/A%20brief%20int roduction%20to%20CoP.pdf

Windle, G., Bennett, K.M. and Noyes, J. (2011) A methodological review of resilience measurement scales. *Health and Quality of Life Outcomes*, **9**, 8.

Winwood, P.C., Colon, R. and McEwen, K. (2013) A practical measure of workplace resilience: developing the resilience at work scale. *Journal of Occupational and Environmental Medicine*, **55**(10), 1205–1212. DOI: 10.1097/JOM.0b013e3182a2a60a. PMID: 24064782.

推奨される図書，論文，ウェブサイト

学生および教師向け

Ballatt, J., Campling, P. and Maloney, C. (2020) *Intelligent Kindness. Rehabilitating the Welfare State.* Cambridge University Press, Cambridge, UK.

Elton, C. (2018) *Also Human? The Inner Lives of Doctors.* Penguin Random House. ISBN: 9780099510796. London.

Harding, K. (2019) *The Rabbit Effect.* Atria Books.

Kalanithi, P. (2016) *When Breath Becomes Air.* Penguin Random House.

Markiewicz, L., West, M. and McKimm, J. (2017) Leading Groups and Teams, in *ABC of Clinical Leadership* (eds T. Swanwick and J. McKimm), Chapter 5. BMJ Books.

Sissay, L. (2019) *My Name Is Why. A Memoir.* Cannongate.

Walker, M. (2017) *Why We Sleep.* Penguin.

専門家向け

Aggarwal, M. and Hutchison, B. (2012) *Toward a Primary Care Strategy for Canada.* Canadian Foundation for Healthcare Improvement, Ottawa.

(The Berwick Report). (2013) A promise to learn? a commitment to act: improving the safety of patients in England. *National Advisory Group on the Safety of Patients in England.* Department of Health and Social Care, London.

Bohart, A.C. and Tallman, K. (1999) *How Clients Make Therapy Work: The Process of Active Self-Healing.* American Psychological Association, Washington DC. ISBN 10: 1557985715

Bourne, T., Vanderhaegen, J., Vranken, R. *et al.* (2016) Doctors' experiences and their perception of the most stressful aspects of complaints processes in the UK: an analysis of qualitative survey data. *BMJ Open*, 6(7).

Bowers, C., Kreutzer, C., Cannon-Bowers, J. and Lamb, J. (2017) Team resilience as a second-order emergent state: a theoretical model and research directions. *Frontiers in Psychology*, 8, 1360.

Braithwaite, J., Runciman, W.B. and Merry, A.F. (2009) Towards safer, better healthcare: harnessing the natural properties of complex sociotechnicalsystems. *BMJ Quality & Safety,* 18 (1), 37-41.

British Medical Association (BMA) (2020) *A Charter for Medical Schools to Prevent and Address Racial Harassment.* British Medical Association, London.

Burch, J.B., Alexander, M., Balte, P. *et al.* (2019) Shift work and heart rate variabilitycoherence: Pilot study among nurses. *Association for AppliedPsychophysiology and Biofeedback,* 44(1), 21-30. DOI: 10.1007/s10484-018-9419-z. PMID: 30232570; PMCID: PMC6373270.

Carmeli, A. and Gittell, J.H. (2009) High-quality relationships, psychologicalsafety and learning from failures in work organisations. *Journal of Organizational Behavior,* 30(6), 709-729.

Casey, D. and Choong, K.A. (2016) Suicide whilst under GMC's fitness to practise investigation:

Were those deaths preventable? *Journal of Forensic and Legal Medicine*, 37, 22-27.

Chan, K.D., Humphreys, L., Mey, A. *et al.* (2020) Beyond communication training: The MaRIS model for developing medical students' human capabilities and personal resilience. *Medical Teacher*, 42(2), 187-195.

Chancellor, J., Margolis, S., Jacobs Bao, K. and Lyubomirsky, S. (2018) Everyday prosociality in the workplace: The reinforcing benefits of giving, getting, and glimpsing. *Emotion*, 18(4), 507-517.

Chemali, Z., Ezzeddine, F.L., Gelaye, B. *et al.* (2019) Burnout among healthcare providers in the complex environment of the Middle East: a systematic review. *BMC Public Health*, 19, 1337.

Chmitorz, A., Kunzler, A., Helmreich, I. *et al.* (2018) Intervention studies to foster resilience? a systematic review and proposal for a resilience framework in future intervention studies. *Clinical Psychology Review*, 59, 78-100.

Clark, T.R. (2020) T*he 4 Stages of Psychological Safety: Defining the Path to Inclusion and Innovation.* Oakland, CA.

Colombo, B., Iannello, P. and Antonietti, A. (2010) Metacognitive knowledge of decision -making: an explorative study, in *Trends and Prospects in Metacognitive Research* (eds A. Efklides and P. Misailidi, pp. P445-472). Springer, New York, NY.

Coyle, D. (2009) *The Talent Code.* Arrow Books, London.

Croskerry, P. (2009) A universal model of diagnostic reasoning. *Academic Medicine*, 84(8), 1022-1028.

Dean, W., Talbot, S. and Dean, A. (2019) Reframing clinician distress: moral injury not burnout. *Federal Practitioner*, 36(9), 400-402.

Duma, N., Maingi, S., Tap, W. *et al.* (2019) Establishing a mutually respectful environment in the workplace: a toolbox for performance excellence. *American Society of Clinical Oncology Educational Book*, 39, e219-226.

Durning, S.J., Costanzo, M., Artino, A.R. Jr, *et al.* (2013) Functional neuroimaging correlates of burnout among Internal Medicine Residents and Faculty Members. *Frontiers in Psychiatry*, 4, 131.

Edmondson, A.C., Higgins, M., Singer, S. and Weiner, J. (2016) Understanding psychological safety in health care and educational organisations: A comparative perspective. *Research in Human Development*, 13(1), 65-83.

Eley, D.S., Leung, J., Hong, B.A. *et al.* (2016, August) Identifying the dominant personality profiles in medical students: Implications for their well-being and resilience. *PLoS One*, 11(8), e0160028. DOI: 10.1371/journal. pone.0160028. PMID: 27494401; PMCID: PMC4975484.

Fox, S., Lydon, S., Byrne, D. *et al.* (2018) A systematic review of interventions to foster physician resilience. *Postgraduate Medical Journal*, 94(1109), 162-170.

General Medical Council (GMC) (2019) *Caring for Doctors; Caring for Patients.* General Medical Council, London.

Ginsberg, J.P., Berry, M.E. and Powell, D.A. (2010) Cardiac coherence and PTSD in combat veterans. *Alternative Therapies in Health and Medicine*, 16(4), 52-60

Goodrich, J. (2011) *Schwartz Rounds - evaluation of the UK pilots.* The Kings Fund, London.

Gottlieb, M., Chung, A., Battaglioli, N. *et al.* (2020) Impostor syndrome among physicians and physicians in training: a scoping review. *Medical Education,* 54(2), 116-124.

Hall, P. and Weaver, L. (2001) Interdisciplinary education and teamwork: A long and winding road. *Medical Education*, **35**(9), 867-875. DOI: 10.1046/j.1365-2923.2001.00919.x. PMID: 11555225.

Hariharan, T.K. and Griffin, B. (2019) A review of the factors related to burnout at the early-career stage of medicine. *Medical Teacher*, **41**, 1380-1391.

Health Council of Canada (2020) *Teams in Action: Primary Health Care Teams for Canadians* (p. 14). Health Council, Toronto.

Hewitt, S. and Kennedy, U. (2020) *Wellness Compendium.* Royal College of Emergency Medicine, London.

Hofmann, P.B. (2018) Stress among healthcare professionals calls out for attention. *Journal of Healthcare Management*, **63**(5, September-October), 294-297.

Horsfall, S. (2014) *Doctors who Commit Suicide While Under GMC Fitness to Practice Investigation.* The General Medical Council, London.

Iannello, P., Mottini, A., Tirelli, S. *et al.* (2017) Ambiguity and uncertainty tolerance, need for cognition, and their association with stress. A study among Italian practicing physicians. *Medical Education Online*, **22,1**.

Katz, D., Blasius, K., Isaak, R. *et al.* (2019) Exposure to incivility hinders performance in a simulated operative crisis. *BMJ Quality and Safety*, **28**, 750-757.

Kern, S., Oakes, T.R., Stone, C.K. *et al.* (2008) Glucose metabolic changes in the prefrontal cortex are associated with HPA axis response to a psychosocial stressor. *Psychoneuro endocrinology*, **33**(4), 517-529.

Khan, S., McIntosh, C., Sanmartin, C. *et al.* (2008) *Statistics of Canada: Health Research Working Paper Series.* Health Information and Research Division, Ottawa.

Kim, K. and Lee, Y.M. (2018) Understanding uncertainty in medicine: concepts and implications in medical education. *Korean Journal of Medical Education*, **30**(3), 181-188.

Kirby, J.N., Doty, J.R., Petrocchi, N. and Gilbert, P. (2017) The current and future role of heart rate variability for assessing and training compassion. *Frontiers in Public Health*, **5**, 40. https://doi.org/10.3389/fpubh.2017.00040

Land, R., Meyer, J.H.F. and Flanagan, M.T. (2016) *Threshold Concepts in Practice.* Sense Publishers, Rotterday, Taipei & Boston.

Lemaire, J.B., Wallace, J.E., Lewin, A.M. *et al.* (2011) The effect of a biofeedback-based stress management tool on physician stress: a randomized controlledclinical trial. *Open Medicine,* **5**(4), 154-163.

Liu, J.J., Reed, M. and Girard, T.A. (2017) Advancing resilience: An integrative,multi-system model of resilience. *Personality and IndividualDifferences,* **111**, 111-118.

Logan, T. and Malone, D.M. (2018) Nurses' perceptions of teamwork and workplace bullying. *Journal of Nurse Management*, **26**(4), 411-419.

Lown, B.A. (2016) A social neuroscience-informed model for teaching and practicing compassion in health care. *Medical Education*, **50**(3), 332-342.

Ludick, M. and Figley, C.R. (2017) Toward a mechanism for secondary trauma induction and reduction: reimagining a theory of secondary traumatic stress. *Traumatology*, **23**(1), 112.

Luthans, F., Vogelgesang, G.R. and Lester, P.B. (2006) Developing the Psychological Capital of Resiliency. *Human Resource Development Review*, **5**(1), 25-44.

Gupta, S. and Bonanno, G.A. (2010) Trait self-enhancement as a buffer against potentially traumatic events: a prospective study. *Psychological Trauma:Theory,*

Research, Practice, and Policy, 2, 83.

Mamede, S., van Gog, T., van den Berge, K. *et al.* (2010) Effect of availability bias and reflective reasoning on diagnostic accuracy among internal medicine residents. *JAMA*, 304(11, September 15), 1198-1203.

Mann, K., Gordon, J. and MacLeod, A. (2009) Reflection and reflective practice in health professions education: a systematic review. *Advances in Health Science Education: Theory and Practice*, 14(4), 595-621. PMID:18034364

Mathers, N. (2016) Compassion and the science of kindness: Harvard Davis Lecture 2015. *British Journal of General Practice*, 66(648), e525-e527.

McBee, E., Ratcliffe, T., Picho, K. *et al.* (2017) Contextual factors and clinical reasoning: differences in diagnostic and therapeutic reasoning in board certified versus resident physicians. *BMC Medical Education*, 17(1, November 15), 211.

McCraty, R. (2015) *Science of the Heart: Exploring the Role of the Heart in Human Performance, Volume* 2. HeartMath Institute, Boulder Creek,California.

Morgan, S., Pullon, S. and McKinlay, E. (2015) Observation of interprofessional collaborative practice in primary care teams: an integrative literature review. *International Journal of Nursing Studies*, 52(7), 1217-1230.

Nijstad, B., De Dreu, C.K.W., Rietzschel, E.F. and Baas, M. (2010) The dual pathway to creativity model: creative ideation as a function of flexibility and persistence. *European Review of Social Psychology*, 21(1), 34-77.

Norman, G.R. and Eva, K.W. (2010) Diagnostic errors and clinical reasoning. *Medical Education*, 44, 94-100.

Olsen, E., Bjaalid, G. and Mikkelsen, A. (2017) Work climate and the mediating role of workplace bullying related to job performance, job satisfaction, and work ability: a study among hospital nurses. *Journal of Advanced Nursing*, 73(11), 2709-2719.

Obholzer, A. and Roberts, V. (1994) The Unconscious at Work. Brunner-Routledge.

Pollock, C., Paton, D., Smith, L. and Violanti, J. (2003) Training for resilience, in *Promoting Capabilities to Manage Posttraumatic Stress: Perspectives on Resilience* (eds D. Paton, J.M. Violanti and L.M. Smith). Charles C. Thomas Publisher, Springfield, IL.

Porath, C. and Erez, A. (2011) How rudeness takes its toll. *British Psychological Society*, 24, 508-511.

Porath, C.L. and Pearson, C. (2013) The price of incivility. *Harvard Business Review*, 91(1-2), 114-121, 146.

Puddester, D., Flynn, L. and Cohen, J. (2019) *CanMEDS Physician Health Guide; A Practical Handbook for Physician Health and Well-being.* The Royal College of Physicians and Surgeons of Canada, Ottawa.

Raab, K. (2014) Mindfulness, self-compassion, and empathy among health care professionals: a review of the literature. *Journal of Health Care Chaplaincy*, 20(3), 95-108.

Rendelmeir, D.A., Molin, J. and Tibshirani R.J. (1995) A randomised trial of compassionate care for the homeless in an emergency department. *Lancet*, 345, 1131-1134.

Riley, K. and Gibbs, D. (2014) Revitalizing care program in UK Healthcare: does it add up? *Global Advances in Health and Medicine*, 3(Suppl 1), BPA10.

Riskin, A., Erez, A., Foulk, T.A. *et al.* (2015) The impact of rudeness on medical team performance: a randomized trial. *Pediatrics*, 136(3), 487-495.

Rogers, D. (2016) Which educational interventions improve healthcare professionals' resilience? *Medical Teacher*, **38**(12), 1236-1241.

Russell, C.K, Gregory, D.M., Dean, W. and Hultin, D. (2007) Recognising and avoiding intercultural miscommunication in distance education: a study of the experiences of Canadian faculty and aboriginal nursing students. *Journal of Professional Nursing*, **23**(6), 351-361.

Sacco, T.L. and Copel, L.C. (2018) Compassion satisfaction: a concept analysis in nursing. *Nursing Forum*, **53**(1), 76-83. https://doi.org/10.1111/nuf.12213

Salas, E., Zajac, S. and Marlow, S.L. (2018) Transforming health care one team at a time: ten observations and the trail ahead. *Group & Organization Management*, **43**(3), 357-381. DOI:10.1177/1059601118756554

Schein, E. (1985) *Organizational Culture and Leadership.* Jossey-Bass, San Francisco.

Schön, D.A. (1983) *The Reflective Practitioner: How Professionals Think in Action.* Basic Books, New York.

Shirom, A., Toker, S., Alaky, Y. *et al.* (2011) Work-based predictions of mortality: a 20 year follow up of healthy employees. *Health Psychology*, **30**(3), 268-275.

Sinclair, S., (1997) *Making Doctors: An institutional apprenticeship.* Berg, Oxford.

Smith, J., Stewart, M., Foggin, S. *et al.* (2020) Schwartz Centre Rounds in second-year medical students using clinical educator-facilitator group work session: not just 'a facilitated moan"! *BMC Medical Education*, **20**, 271.

Smith, J.G., Morin, K.H. and Lake, E.T. (2018) Association of the nurse work environment with nurse incivility in hospitals. *Journal of Nurse Management*, **26**(2), 219-226.

Sood, A., Prasad, K., Schroeder, D. and Varkey, P. (2011) Stress management and resilience training among Department of Medicine faculty: a pilot randomized clinical trial. *Journal of General Internal Medicine*, **26**(8), 858-861.

Stenfors, C.U., Hanson, L.M., Theorell, T. and Osika, W.S. (2016) Executive cognitive functioning and cardiovascular autonomic regulation in a population-based sample of working adults. *Frontiers in Psychology*, **7**(October 5), 1536.

Stoffel, J.M. and Cain, J. (2018) Review of grit and resilience literature within health professions education. *American Journal of Pharmaceutical Education*, **82**(2), 124-134.

Sujan, M.A, Huang, H. and Biggerstaff, D. (2019) *Working Across Boundaries: Resilient Health Care, Volume 5* (pp. 125-136).

Thistlethwaite, J. (2012) Interprofessional education: a review of context, learning and the research agenda. *Medical Education*, **46**(1), 58-70. DOI:10.1111/j.1365-2923.2011.04143.x. PMID: 22150197.

Thompson, G., McBride, R.B., Hosford, C.C. and Halaas, G. (2016) Resilience among medical students: the role of coping style and social support. *Teaching and Learning in Medicine*, **28**, 174-182.

Thomas, C. and Quilter-Pinner, H. (2020) *Care Fit for Carers. Ensuring the Safety and Welfare of NHS and Social Care Workers During and After Covid-19.* Institute for Policy Research.

Tod, D., Hardy, J. and Oliver, E. (2011) Effects of self-talk: a systematic review. *Journal of Sport and Exercise Psychology*, **33**(5), 666-687.

Turner, M., Holdsworth, S. and Scott-Young, C.M. (2017) Resilience at university: The development and testing of a new measure. *Higher EducationResearch & Development*, **36**(2), 386-400.

Tusaie, K. and Dyer, J. (2004) Resilience: a historical review of the construct. *Holistic*

索　　引

寄稿者一覧

ジョン・バラット John Ballatt, FRCGP (Hon)
Director, The Openings Consultancy, Leicester, UK

ジュリー・カーソン Julie Carlson, MSW, RCSW
Registered Clinical Social Worker
Fraser Developmental Clinic, British Columbia, Canada

ニコラ・クーパー, Nicola Cooper, MBChB, FAcadMEd, FRCPE,FRACP, SFHEA
Consultant Physician & Clinical Associate Professor in Medical Education
University Hospitals of Derby & Burton NHS Foundation Trust
and
Medical Education Centre, University of Nottingham, UK

バリー・エヴァンス, Barry Evans, BMBS (Hons), MRCP (UK)
Consultant Physician
University Hospitals of Derby & Burton NHS Foundation Trust, UK

アンナ・フレイン, Anna Frain, MBChB, MRCGP, PGCert Medical Education
General Practitioner Partner
GP Teaching Fellow, University of Nottingham Graduate Entry Medical School
Programme Director, Derby Speciality Training Programme for General Practice,
Nottingham, UK

ジョン・フレイン, John Frain, MB ChB, MSc, FRCGP, DCH, DGM, DRCOG, PGDipCard,
AFHEA
Clinical Associate Professor & GEM Director of Clinical Skills, Division of Medical
Sciences and Graduate Entry Medicine University of Nottingham, UK

スザンナ・ヒューイット, Susanne Hewitt, MBE, MBChB (Hons), FRCS, FRCEM
Consultant Emergency Medicine
University Hospitals of Derby & Burton NHS Foundation Trust, UK

キャリー・クレコスキー，Carrie Krekoski, RDH, BDSc (Dental Hygiene), MEd
Practice Education Manager
Office of the Vice President, Health
University of British Columbia, Canada

スー・マーフィー，Sue Murphy, BHSc (PT), MEd
Faculty of Medicine, Department of Physical Therapy
University of British Columbia, Vancouver Campus, Canada

リン・ムスト，Lynn Musto, PhD, RN, RPN
Assistant Professor
School of Nursing, Trinity Western University, British Columbia, Canada

サラ・ニコルズ，Sarah Nicholls, BSc, BMBS
Junior Doctor, Emergency Department
Queens Medical Centre, Nottingham, UK

ベツァベ・パーサ Betsabeh Parsa, BEd, MEd
Faculty of Medicine, Department of Physical Therapy
University of British Columbia, Vancouver Campus, Canada

カーラ・スタントン，Carla Stanton, BMBS, BMedSci, MRCGP, PgDip, DPD
General Practitioner
Functional Medicine Doctor, Hertfordshire, UK

ヴィクトリア・ウッド，Victoria Wood, MA
Strategic Lead, Health Systems
Office of the Vice President, Health
University of British Columbia, Canada

訳者略歴
宮田靖志（みやた・やすし）
愛知医科大学医学部地域総合診療医学寄附講座教授
1963年　愛媛県生まれ
1988年　自治医科大学卒業後，愛媛県の地域医療に従事。
2000年　札幌医科大学医学部地域医療総合医学講座　助教，講師
2004年　ハーバード大学, Beth Israel Deaconess Medical Center 客員研究員
2006年　札幌医科大学医学部地域医療総合医学講座　准教授
2010年　北海道大学病院卒後臨床研修センター　特任准教授
2014年　国立病院機構名古屋医療センター卒後臨床研修センター長・総合内科医長
　　　　東海北陸厚生局健康福祉部医事課臨床研修審査専門員（兼務）
2016年　愛知医科大学医学部医学教育センター教授，11月より現職

主な著書：『プライマリ・ケアの現場で役立つ一発診断100』（共著，文光堂，2011），『迷いやすい症例から学ぶジェネラリストの診断力』（共編著，羊土社，2011），『患者さん中心でいこう，ポリファーマシー対策』（共編著，日本医事新報社，2017），『プライマリ・ケア診療診断エラー回避術』（共編著，日本医事新報社，2020）

臨床現場のレジリエンス
医療従事者のウェルビーイングのために

2024年1月5日　第1刷

編　　者　アンナ・フレイン, スー・マーフィー, ジョン・フレイン
訳　　者　宮田靖志
発 行 人　山内俊介
発 行 所　遠見書房

〒181-0001 東京都三鷹市井の頭 2-28-16
株式会社　遠見書房
TEL 0422-26-6711　FAX 050-3488-3894
tomi@tomishobo.com　https://tomishobo.com
遠見書房の書店　https://tomishobo.stores.jp

印刷・製本　モリモト印刷

※心と社会の学術出版　遠見書房の本※

遠見書房

呪医と PTSD と幻覚キノコの医療人類学
マヤの伝統医療とトラウマケア
　　　（和歌山大学名誉教授）宮西照夫 著
伝説的シャーマンの教え，呪医による治療，幻覚キノコの集会……。マヤの地における呪医とキノコとトラウマケアをめぐるフィールドワークの集大成，著者渾身の一書。2,530 円，A5 並

医療におけるナラティブとエビデンス
対立から調和へ［改訂版］
　　　　　　　　　　　　　斎藤清二著
ナラティブ・ベイスト・メディスンとエビデンス・ベイスト・メディスンを実際にどう両立させるのか。次の時代の臨床のために両者を統合した新しい臨床能力を具体的に提案する。2,640 円，四六並

ドクトルきよしのこころ診療日誌
笑いと感謝と希望を紡ぐ
　　　（長田クリニック院長）長田　清著
心理療法を学び，悪戦苦闘・右往左往の結果，理想の診療に近づいたドクターと，患者さんたちの人生の物語からなる臨床エッセイ。解決志向ブリーフセラピーと内観で希望を紡ぐ。1,980 円，四六並

親と子のはじまりを支える
妊娠期からの切れ目のない支援と心のケア
　　　（名古屋大学教授）永田雅子編著
産科から子育て支援の現場までを幅広くカバー。本書は，周産期への心理支援を行う 6 名の心理職らによる周産期のこころのケアの実際と理論を多くの事例を通してまとめたもの。2,420 円，四六並

臨床心理学中事典
　　　（九州大学名誉教授）野島一彦監修
650 超 の 項 目，260 人超 の 執筆者，3 万超の索引項目からなる臨床心理学と学際領域の中項目主義の用語事典。臨床家必携！（編集：森岡正芳・岡村達也・坂井誠・黒木俊秀・津川律子・遠藤利彦・岩壁茂）7,480 円，A5 上製

〈フィールドワーク〉
小児がん病棟の子どもたち
医療人類学とナラティヴの視点から
　　　（山梨英和大学教授）田代　順著
小児がん病棟の患児らを中心に，語りと行動を記録したフィールドワーク。ナラティヴ論と，グリーフワークの章を加えた増補版。2,420 円，四六並

患者と医療者の退院支援実践ノート
生き様を大切にするためにチームがすること・できること
　　　（退院支援研究会・医師）本間　毅著
入院患者が自宅に戻るときに行われる医療，介護，福祉などを駆使したサポートである退院支援。本書はその実際を熱く刺激的に描く。2,640 円，四六並

母子関係からみる子どもの精神医学
関係をみることで臨床はどう変わるか
　　　　　　　　　　　　　小林隆児著
発達障害を知り尽くした児童精神科医が，母親や家族の問題を浮かび上がらせ，調整し，子どもたちの生きやすい環境を創造する関係療法をわかりやすく伝える。専門家必読。2,420 円，四六並

子どものこころの世界
あなたのための児童精神科医の臨床ノート
　　　　　　　　　　　　　小倉　清著
本書は名児童精神科医の旧著『こころの世界』（1984）に大幅加筆した復刻版。一般・初学者に向け，子どもの心の問題をわかりやすく解き明かした。小倉臨床のエッセンスが満載。1,980 円，四六並

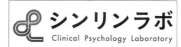

〈フリーアクセス〉〈特集＆連載〉心理学・心理療法・心理支援に携わる全ての人のための総合情報オンライン・マガジン「シンリンラボ」。https://shinrinlab.com/

価格は税込です